»Gesundheit ist unser wahrer Reichtum. Was nützt uns monetärer Wohlstand, wenn vielleicht das Herz versagt? Das wahre Gold und Glück unseres Lebens ist unsere Gesundheit.«

Maria Elisabeth Druxeis

Maria Elisabeth Druxeis

MITOCHONDRIEN

Aktivieren Sie die
Energie-Zentren Ihrer Zellen

Unter Mitarbeit von
Verena Zemme

SCORPIO

WICHTIGER HINWEIS

Die Informationen und Ratschläge in diesem Buch wurden mit größter Sorgfalt von Autorin und Verlag erarbeitet und geprüft. Sie bieten jedoch keinen Ersatz für kompetenten medizinischen Rat. Alle Leserinnen und Leser sind daher aufgefordert, selbst zu entscheiden, ob und inwieweit sie die Anregungen in diesem Buch umsetzen wollen. Eine Haftung der Autorin bzw. des Verlags für Personen-, Sach- oder Vermögensschäden ist ausgeschlossen.

Dieses Buch enthält Links zu externen Webseiten Dritter, auf deren Inhalte der Scorpio Verlag keinen Einfluss hat. Deshalb können wir für diese fremden Inhalte auch keine Haftung übernehmen. Für die Inhalte der verlinkten Seiten ist stets der jeweilige Anbieter oder Betreiber der Seiten verantwortlich. Die verlinkten Seiten wurden zum Zeitpunkt der Verlinkung auf mögliche Rechtsverstöße überprüft, rechtswidrige Inhalte waren nicht erkennbar. Bei Bekanntwerden von Rechtsverletzungen werden wir derartige Links umgehend entfernen.

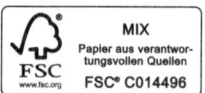

MIX
Papier aus verantwor-
tungsvollen Quellen
FSC® C014496

© 2016 Scorpio Verlag GmbH & Co. KG, München
Umschlaggestaltung: Favoritbuero, München
Umschlagmotiv: © Markovka/shutterstock.com
Illustrationen im Innenteil: Wolfgang Pfau, Baldham
Satz: BuchHaus Robert Gigler, München
Druck und Bindung: GGP Media GmbH, Pößneck
ISBN 978-3-95803-050-0
Alle Rechte vorbehalten.
www.scorpio-verlag.de

INHALT

Burn-out – eine Krise der Mitochondrien?   109

EIN PERSÖNLICHES WORT AN MEINE LESER

Dieses Buch über Mitochondrien zu schreiben ist mir ein großes Anliegen, denn ich verbinde eine mir sehr wichtige, persönliche Geschichte mit diesen kleinen selbstständigen Wesen, die unsere Lebensenergie produzieren:

Ich hatte die große Liebe meines Lebens nach 28 Jahren wiedergefunden. Obwohl wir in unterschiedlichen Städten lebten, verbrachten wir die Wochenenden gemeinsam, und eine Sportart, die wir beide besonders liebten, war das Laufen. Wir konnten auf diese Weise Stress abbauen und einfach zusammen sein.

Irgendwann beschloss mein Freund, wieder einmal an einem Marathon teilzunehmen. Eine Woche vor dem großen Tag lief er seinen Probelauf über eine Distanz von 42 Kilometern. Als er davon zurückkehrte, erschrak ich zutiefst: Sein Gesicht war verzerrt, er hatte große Schmerzen in den Beinen, sodass es ihm kaum gelingen wollte, ins Auto einzusteigen.

Aus Sorge um sein Wohlergehen – und wohl aus Liebe –, bat ich ihn, nicht an diesem Marathon teilzunehmen. Er wollte sich aber nicht davon abbringen lassen. Also flog ich zu ihm, um wenigstens an seiner Seite zu sein. Er ging an den Start, und da er fest entschlossen war, die gesamte Strecke auch noch in »Höchstgeschwindigkeit« zu bestreiten, in knapp dreieinhalb Stunden, stand ich in großer Sorge am Zieleinlauf und hielt mit mühsam unterdrückter Nervosität nach ihm Ausschau. Mittlerweile konnte ich fast körperlich spüren, dass etwas nicht in Ordnung war. Und tatsächlich: Er kam nicht im Ziel an. Auf mehrmaliges Nachfragen erfuhr ich dann, dass er zusammengebrochen war und im Sanitätszelt lag. Nach der Erstversorgung durch die anwesenden Ärzte brachte ich ihn in unsere Wohnung zurück, wo er sich im Lauf des Tages auch zu erholen schien.

Am nächsten Morgen flog ich mit gemischten Gefühlen zurück nach München. Mir gefiel das alles nicht, zumal ich ganz deutlich wahrgenommen hatte, dass sich sein Körpergeruch verändert hatte: Ein unangenehmer Hauch, wie von Urin, umgab ihn. Ich war fast sicher, dass er Nierenprobleme hatte. Nach einem solchen Lauf ist das nichts Ungewöhnliches. Und doch befürchtete ich ein komplettes Nierenversagen und beschwor ihn regelrecht, einen Arzt aufzusuchen. Er ging am Montagnachmittag ins Büro, musste aber nach kurzer Zeit wieder nach Hause, da es ihm sehr schlecht ging. Einen Tag darauf hat er dann seinen Hausarzt aufgesucht, der Blut abnahm, ihn aber als gesund nach Hause entließ, da er rein äußerlich gut aussah. Am Mittwochabend kamen die belastenden Ergebnisse: sehr hohe Kreatinin-Werte.

Ich sagte alle Praxistermine ab und fuhr zu ihm. Der Hausarzt hatte ihn in eine urologische Praxis überwiesen, damit er sich dort weiter untersuchen lassen könnte. Wie sich herausstellte, kam dieser Schritt gerade noch rechtzeitig, denn die Kreatinin-Werte meines Freundes hatten sich seit dem Hausarztbesuch verdoppelt, sodass er sich sofort einer Dialyse unterziehen musste. Die Diagnose war ein Schock und doch nur das, was ich erwartet hatte: Es handelte sich tatsächlich um akutes Nierenversagen. Sein Zustand war lebensbedrohlich, denn die Nieren hatten aufgehört, das Blut zu reinigen.

Unsere einzige Hoffnung war nun, dass eine der beiden Nieren wieder aktiv werden würde – was in seinem Fall jedoch einem Wunder gleichgekommen wäre. Ich wäre auch bereit gewesen, eine meiner Nieren zu spenden.

Ganz klar, der Marathon und vermutlich auch das strenge Training die Wochen davor waren eine Überanstrengung gewesen, und die Mitochondrien der Muskelzellen hatten die erforderliche Energie nicht mehr aufbringen können, sie hatten »aufgegeben«.

Während der Mann, den ich liebte, an der Dialyse hing, analysierte ich das Problem und holte mir Hilfe von Profis. Ich rief eine Freundin an, die mir den Tipp gab, in seinem Fall hoch dosiert Polyphenole zu verabreichen, um die Vergiftung zumindest teilweise rückgängig zu machen. Mein Akupunkturlehrer, ein Mann, der sehr viel Erfahrung in der Betreuung von Sportlern hat, nannte mir spezielle Einstichpunkte bei akutem Nierenversagen. Zusätzlich beschloss ich, Enzyme einzusetzen.

Ich wandte diese Therapien, die letztlich alle darauf abzielten, die Mitochondrien in ihrer Arbeit zu unterstützen, 14 Tage lang an, dann nahm zuerst eine Niere ihre Arbeit wieder auf und am darauffolgenden Tag die andere.

Es ist also doch möglich, Wunder zu wirken, wenn man weiß, wo man ansetzen muss. Seitdem ich so hautnah erlebt habe, wozu diese kleinen lebendigen Kraftwerke fähig sind, bin ich ihren Geheimnissen auf der Spur, und meine Erfahrungen möchte ich gerne an Sie weitergeben.

Das Thema Mitochondrien ist sehr kompliziert – viele Prozesse haben mit Biochemie zu tun. Ich habe versucht, es für Sie in einfache und verständliche Worte zu packen.

Werden und bleiben Sie gesund!
Ihre Maria Elisabeth Druxeis

MITOCHONDRIEN – DIE »KRAFTWERKE« UNSERER ZELLEN

Sind Sie heute Morgen voller Elan aus dem Bett gestiegen und konzentriert und erfolgreich durch den Tag gegangen? Oder war es ein Tag voll kleiner Missgeschicke oder größerer Katastrophen – begleitet von dem Gefühl, all dem nicht wirklich gewachsen zu sein?

Dieses Buch ist, ob Ihr Tag gut war, mittelmäßig oder schlecht, für Sie geschrieben. Denn Energie ist mein Thema, genau genommen die Lebensenergie, die Ihnen zur Verfügung steht – tagtäglich und im besten Fall ein Leben lang.

Wir alle kennen den Unterschied nur zu gut. Jeder weiß genau, wie es sich anfühlt, wenn man voller Energie ist. An solchen Tagen oder in solchen Phasen spürt man seine eigene Kraft und geht das Leben an, so wie es eben kommt. In einem solch hohen, stabilen Energiemodus scheinen wir zu strahlen und zu leuchten. Wir halten uns gerade, die Kleidung sitzt, wir lachen gerne und viel, wir gehen aus, schwitzen mit Vergnügen beim Sport, gehen an unsere persönlichen Leistungsgrenzen – und manchmal auch, sozusagen fröhlich pfeifend – noch darüber hinaus. In solchen Momenten ziehen wir auch wie magisch die richtigen Menschen an. Denn jeder sieht, dass wir selbstbewusst und selbstsicher sind und unser Leben mögen. Das wirkt ungeheuer attraktiv auf andere, und deshalb sehen wir auch in Werbespots nur immerzu glückliche Menschen.

Ebenso kennt jeder das andere Extrem. An Tagen ohne stabile Energie mag nichts so recht gelingen. Man schläft schlecht, steht quer im Leben und empfindet andere Menschen als anstrengend oder gar feindlich.

Wenn dann der Schlaf nicht ausreicht, um sich zu erholen, wenn so ein Zustand also länger anhält, dann spüren wir geradezu mit Entsetzen, dass unsere Energie immer schwächer wird. Die mickrig flackernde innere Kerze und der vor sich hin schrumpelnde Energieballon machen uns unsicher und schlagen aufs Selbstbewusstsein, aufs Gemüt, auf die Lebenseinstellung. So mancher bekommt Pickel oder Herpes, eine Grippe, Darmprobleme oder reagiert auf seelischer Ebene mit einem Umschwung ins Passive, Negative, Depressive.

Forscht man nach den Ursachen für diesen Zustand des »Irgendwie-erschöpft-Seins«, fällt einem meist als Erstes die aktuelle Belastung ein: ein Umzug, die unsichere Zukunft des Arbeitsplatzes, der neue forsche Abteilungsleiter, eine lange Krankheit, die Pflege der Eltern, das zahnende Baby oder Ihr Sprössling, der plötzlich zu einem verschlossenen, maulenden, veganen Teenager mutiert … Ist nichts davon aktuell, schiebt man seine Energielosigkeit gerne aufs Alter, aufs Wetter oder darauf, dass man schon lange nicht mehr so richtig Urlaub gemacht hat.

Wer solche Gedanken kennt, darf jetzt verblüfft sein: All das spielt natürlich eine Rolle. Es ist aber nicht wirklich entscheidend. Entscheidend sind Ihre Mitochondrien und deren Zustand.

Eintauchen in die Welt der Mitochondrien

»Mito... was?«, werden Sie sich möglicherweise fragen und den Kopf schütteln: »Nie gehört.«

Wenn Sie die Mitochondrien und ihre Aufgaben im Körper und ihre Auswirkungen auf Ihr Leben noch nicht kennen, dann sollten Sie unbedingt weiterlesen, denn diese klitzekleinen, bohnenförmigen Bausteine Ihrer Körperzellen sind selbstständige Lebewesen der Gattung Bakterien. Sie arbeiten Tag und Nacht für Sie, um Ihr Energielevel so hoch zu halten wie möglich. Ehe ich Ihnen die vielfältigen Aufgaben Ihrer Mini-Mitbewohner vorstelle, hier schon einmal ein erster kurzer Steckbrief.

Daten und Fakten in Kürze

> In jeder menschlichen Zelle leben 1500 bis 6500 Mitochondrien – und teilweise noch mehr (den Rekord hält übrigens die weibliche Eizelle mit 100 000 Mitochondrien). Die Zahl unserer Zellen geht in die Billionen. Wenn man beides hochrechnet, ergibt sich eine ungeheuerliche Menge.

> Mitochondrien existieren in jeder Zelle des Menschen – nur nicht in den roten Blutkörperchen.

> Mitochondrien haben eine Größe von 0,5–1,5 µm, sie sind also nur einen halben bis eineinhalb millionstel Meter groß.

> Mitochondrien können sich im Zytoplasma frei bewegen und sind fähig, unterschiedliche Formen anzunehmen.

> Das Gesamtgewicht aller Mitochondrien im Körper eines Erwachsenen beträgt rund sechs Kilogramm.

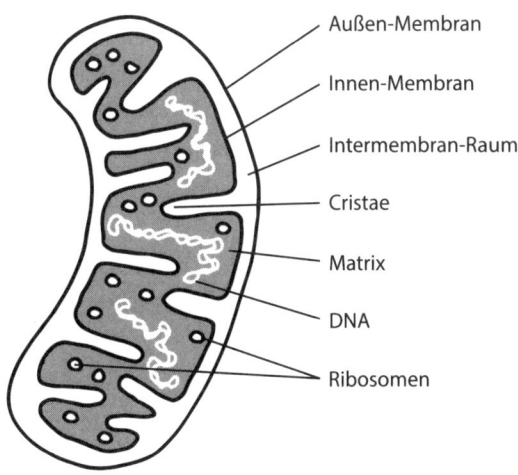

Außen-Membran

Innen-Membran

Intermembran-Raum

Cristae

Matrix

DNA

Ribosomen

Mitochondrien ganz nah

Mitochondrien sind nicht nur ein aktuell ganz heißes For-
schungsgebiet. Sie spielen in Ihrem Leben eine riesengroße Rolle, und das, obwohl sie so winzig sind, dass sie zigtausendfach
in eine unserer Körperzellen passen, ohne dass es dort zu eng
wird. Und weil das so ist und weil Sie einiges dafür tun können,
dass es Ihren Mitochondrien so richtig gut geht, sollten Sie sie
unbedingt genauer kennenlernen.

Doch dafür müssen Sie hineintauchen in eine Welt voller
Wunder – in Ihren Körper. Und zwar so tief hinein, dass kein
Stethoskop, kein Ultraschallgerät, keine Magensonde mehr Bilder liefert. Kommen Sie mit in die Welt der Zellen – Sie werden
wie ein Tiefseetaucher neue Dimensionen entdecken. Und Sie
werden es ganz sicher nicht bereuen.

Ich habe oben geschrieben, dass die Mitochondrien »Mitbe-
wohner« sind. Und das stimmt genau, denn sie leben in jeder
unserer Körperzellen. Haben Sie schon einmal in Büchern, im
Fernsehen oder unter dem Mikroskop gesehen, wie eine Zelle
aussieht? Dann werden Sie sich sicher daran erinnern: ein be-

wegtes Durcheinander! Wenn man an eine Zelle denkt, hat man ja schnell das Bild eines kleinen Raumes vor Augen, in dem alles hübsch an seinem Platz ist. Ein Blick auf eine Zelle von Mensch, Tier oder Pflanze offenbart jedoch so viele Bewegungen, dass man zuerst gar nicht richtig erkennt, was man da sieht.

Aus biochemischer Sicht ist das völlig in Ordnung so. Denn jede Zelle lebt und ist eine einzige »Großbaustelle« – ganz gleich, ob wir von der Hautzelle eines Elefanten oder einer Zelle im Flügel einer Mücke sprechen. Nicht nur deshalb, weil Zellen die Elemente sind, aus denen wir bestehen, wollen wir sie uns einmal näher ansehen. Sondern auch, weil in ihnen die Mitochondrien zu Hause sind.

Heimat der Mitochondrien: Die Zelle

Man kann sich eine Zelle am besten vorstellen, wenn man sie mit einem aufblasbaren Kinderschwimmbecken vergleicht. Die Schicht außen herum ist die Membran. Sie ist so weich und beweglich wie der Rand, den man bei einem Plastikschwimmbecken aufpusten muss. Innen ist die Zelle mit einer geleeartigen Substanz gefüllt, dem sogenannten Zytoplasma. So weit passt der Vergleich mit dem Planschbecken ganz gut, und wenn Sie persönlich sich jetzt noch vorstellen können, dass die Membran die Zelle rundherum einhüllt wie ein Bonbonpapier ein Bonbon, dann ist das Bild schon fast perfekt.

Doch das Zytoplasma schwabbelt im Inneren der Zelle nicht nur einfach herum. Es ist ein perfektes Transportmedium. Und das muss es auch sein, denn draußen vor der Membran spielen sich Szenen ab, die tatsächlich an eine Gruppe Kinder erinnern: Ebenso ungeduldig wie kleine Mädchen und Jungen am Schwimmbeckenrand drängeln sich vor der Membran eine Menge Elemente. Halten wir kurz inne und sehen uns diese

Kerlchen, die sich da vor der Zelle schubsen und rempeln, einmal genauer an.

Und jetzt kommt die Überraschung: Wir kennen sie gut. Es sind die Vitamine, die Enzyme und die anderen Nährstoffe, die unser Magen- und Darmsystem für uns aus der Nahrung herausgemeißelt hat und die das Blut durch den ganzen Körper spült, sodass sich die Zellen aus dem Überfluss bedienen können.

Durch winzige Öffnungen in der Membran gelangen diese Stoffe ins Innere der Zelle. Und während nun die ganze Truppe, hurtig im Zytoplasma schwimmend, die Zelle stürmt, müssen wir das nette Bild vom Planschbecken ein bisschen erweitern, um eine perfekte Vorstellung von dem zu bekommen, was in einer Zelle passiert.

Die Aufgaben der Zelle

Eine Membran, etwas Gelee darin – und fertig ist die Zelle … noch lange nicht. Denn so wie in einem Planschbecken im Sommer jede Menge Gummitiere, Schwimmreifen und andere Dinge herumdümpeln, so werden unsere Zellen nicht nur von den Mitochondrien, sondern auch noch von allerlei anderem »Getier« bevölkert.

Wenn wir uns die Zelle und ihre Bewohner näher ansehen, entdecken wir etwas Großes, Ovales. Das ist der Zellkern. Wir sehen kleinere Elemente. Das sind die Zellorganellen: Sie alle tragen wahnsinnig kompliziert klingende Namen und sind alle sehr interessant. Ich stelle Ihnen die wichtigsten Bestandteile der Zelle später vor (siehe Seite 25 ff.). Jetzt folgt erst einmal etwas Spannendes – ein Blick auf das, was sich ständig in unseren Zellen abspielt.

Die Arbeit der Zellen ist unglaublich vielfältig. Hätten sie eine Arbeitsplatzbeschreibung, käme man aus dem Staunen gar nicht mehr heraus. Es gibt nicht nur die unterschiedlichsten Zelltypen – so sind manche für den Herzschlag zuständig, andere für den Haarwuchs –, sie alle haben eine Menge zu tun. Lassen Sie uns zunächst nur eine Aufgabe herauspicken, mit der fast alle beschäftigt sind.

Hauptaufgabe: stete Erneuerung

Keine Angst, Sie müssen nun kein Studium der Chemie, Biologie oder Medizin beginnen und den komplexen Vorgang der Zellerneuerung begreifen! Sie sollten an dieser Stelle nur wissen, dass einer der wichtigsten Baustoffe für die Zellerneuerung Eiweiß ist.

Dass unsere Zellen sich erneuern können, wissen wir alle aus dem eigenen Leben: Kaum hat man sich verletzt, macht sich der Körper an die Arbeit, die kaputte Stelle zu reparieren. Das heißt, die Zellen fahren sofort das zuständige Programm hoch. Die sogenannte Hämostase besteht aus drei Stufen, und wer dieses Wunder der Selbstheilung des Körpers in Ruhe nachvollziehen möchte, kann im Kasten nachlesen, wie Zellen arbeiten, wenn es darauf ankommt.

Doch auch im normalen Zellalltag wird beständig erneuert: So ersetzen etwa Haut, Schleimhaut- oder Blutzellen sich unablässig selbst. Man hat ausgerechnet, dass auf diese Weise viele unserer Zellen jünger sind als wir selbst. Zum Teil sind die Zellen einer 50-Jährigen gerade erst zehn Jahre alt und manche noch viel jünger. Das heißt: Wo wir gehen und stehen, rieseln alte Hautzellen an uns herab.

Diese Hautzellen arbeiten im Akkord: Ständig schieben von unten neue, frische, junge Hautzellen nach, sodass wir im Durchschnitt alle zwei Monate in einer komplett neuen Haut stecken.

Zu unserem größten Organ, der Haut, gehört übrigens auch der Darm samt seinen Zotten und Schleimhäuten. Die Zellen, die den Darm von innen auskleiden, werden ebenfalls innerhalb weniger Tage vollständig ausgetauscht.

Die Oberfläche der Lunge hat sich nach etwa acht Tagen erneuert – es sei denn, man raucht. Dann bleibt der Teer, der sich an der Oberfläche absetzt, deutlich länger haften.

Das Knochenmark bildet die roten Blutkörperchen, die etwa 120 Tage leben, bevor sie ersetzt werden.

Bei den meisten weißen Blutkörperchen leben Zellen bis zur Erneuerung nur wenige Tage.

Die Zellen in der Leber werden rund acht Monate alt – solche in den Knochen bis zu 30 Jahre.

Skelettmuskel, Herzmuskel und Nerven besitzen Zellen, die sich nicht durch Teilung regenerieren bzw. ersetzen können. Diese müssen sozusagen im laufenden Betrieb immer wieder instand gehalten werden. Diese Zellen regenerieren sich, indem sie ständig ihre Mitochondrien überwachen und durch sogenannte mitochondriale Biogenesis ersetzen. Wenn ein Sportler für den Muskelaufbau trainiert, erhöht er durch die Signalisierung des Bedarfs die Zahl der Mitochondrien in seinen Muskeln. Sobald ein Muskel nicht belastet wird, baut er die erhöhte Mitochondrienzahl wieder ab. Wer einmal einen Arm im Gips hatte, wird erstaunt festgestellt haben, wie dünn dieser war, als der Gips abgenommen wurde.

Nervenzellen regenerieren ihre Mitochondrien nach neuesten Theorien in der Zeit der Traumphase. Vorausgesetzt, wir haben einen stressfreien Schlaf, ist unter anderem der Traum die Zeit, in der sich die Mitochondrien neu vernetzen.

Wundheilung

Unmittelbar nach der Verletzung zieht sich das zerstörte Gewebe zusammen – das ist der Schmerz, den wir spüren. Dann kommen, schnell wie die Feuerwehr, die Blutplättchen zum Ort des Geschehens. Sie heißen Thrombozyten und sind immer dann im Einsatz, wenn Blut gerinnt. Wenn es gerinnt, wo es nicht gerinnen soll, entsteht eine Thrombose – aber das nur nebenbei und damit man sich den Namen besser merken kann … Die Thrombozyten hetzen also in null Komma nichts in so großer Zahl zum Riss oder Schnitt, dass sich das beschädigte Gefäß verengt und der Blutfluss direkt an der Wunde langsamer wird und schließlich ganz versiegt.

Dann kommt Stufe zwei in Gang, die Reinigungs- und Entzündungsphase. Dazu wird die Unfallstelle im Gewebe von entsprechend spezialisierten Zellen geräumt und alle verletzten Gewebebestandteile abtransportiert. Gleichzeitig schwemmt das Wundsekret Keime und Fremdkörper aus der Wunde aus, und das Immunsystem arbeitet daran, eingedrungene Bakterien unschädlich zu machen. Schließlich legt sich ein Netz aus dem Gerinnungseiweiß Fibrin wie Klebstoff über die Verletzung, der Schorf.

Etwa am dritten Tag nach der Verletzung beginnt die Granulationsphase. Die Wunde füllt sich mit neuem Gewebe. Es bilden sich sehr feine Gefäße, die das gekörnte Granulationsgewebe durchziehen und es mit Blut versorgen.

Anschließend setzt die reparative Phase ein. Es bilden sich Kollagenfasern. Die Wunde wird stabiler. Man kann das daran erkennen, dass die Narbe immer weniger rot erscheint und schließlich zu einem weißen Strich wird.

Ein perfektes System und seine Mitglieder

Wenn man sich die Erkenntnisse in Ruhe durch den Kopf gehen und wirken lässt, dass all diese Aktivitäten in der Zelle parallel und gleichzeitig ablaufen, ist die Leistung der Zellen in etwa so gigantisch, als würde die Menschheit gleichzeitig die Pyramiden und die Chinesische Mauer bauen und nebenbei mal schnell den Weltraum erobern. Wobei das Erstaunlichste ist, dass die Zelle genauso vorgeht wie ein menschlicher Bauherr. Sie erledigt all diese Aufgaben nach Plan. Wie auf einer Baustelle organisiert sie den Weg der Nährstoffe zu den verarbeitenden Stationen und transportiert die neu entstandenen Baustoffe dorthin, wo die Zelle sie für den Prozess der Zellerneuerung und ihre anderen Aufgaben benötigt.

Besonders wichtige Bausteine sind die Eiweiße (Proteine) wie Zytosin oder Thymin. Weitere wichtige Baustoffe sind Zucker (Kohlenhydrate) und Fette (Lipide). Sie alle werden vom Chef der Zelle und seinem Team planvoll und sinnvoll eingesetzt.

Was Sie schon immer über Proteine wissen wollten
»Fleisch ist ein Stück Lebenskraft«, textet die Werbung für Steaks & Co. Und rein biologisch stimmt das auch. Denn wenn Biochemiker ihre »Brille« aufsetzen, besteht so ein Stück Fleisch in erster Linie aus Eiweiß. Der Name ist Programm: Eiweiß ist der Stoff, aus dem das Weiße im Ei gemacht ist. Ebendieses Eiweiß steckt, in anderer Form, in großen Mengen im Fleisch. Und Eiweiß ist auch nicht gleich Eiweiß – es gibt eine ganze Protein-Familie mit etwa 20 Mitgliedern allein im Menschen, der zu 15 bis 17 Prozent aus Eiweiß besteht! Eiweiße (oder Proteine) sind chemisch gesehen keine einzelnen Atome, sondern größere Atomver-

bände (also Moleküle, genau gesagt sogar Makromoleküle) aus den Grundsubstanzen Kohlenstoff, Wasserstoff, Sauerstoff, Stickstoff und Schwefel. Der Schwefel im Eiweiß ist übrigens dafür verantwortlich, dass man Eier nicht mit dem Silberlöffel essen kann, ohne sich zu schütteln: Der Schwefelwasserstoff im Eiweiß reagiert mit dem Silber zu Silbersulfit, was den Löffel schwärzt und zudem scheußlich schmeckt.

Eiweißmoleküle sind also so etwas wie die in den Zellen gestapelten elementaren Legobausteine des Körpers. Die Vorstufen von Eiweißmolekülen sind Aminosäuren. Das Geheimnis, wie der Körper aus Aminosäuren genau die Eiweißmoleküle zusammentüftelt, die der Mensch braucht, kennen übrigens nur der Zellkern – und zum Teil die Mitochondrien!

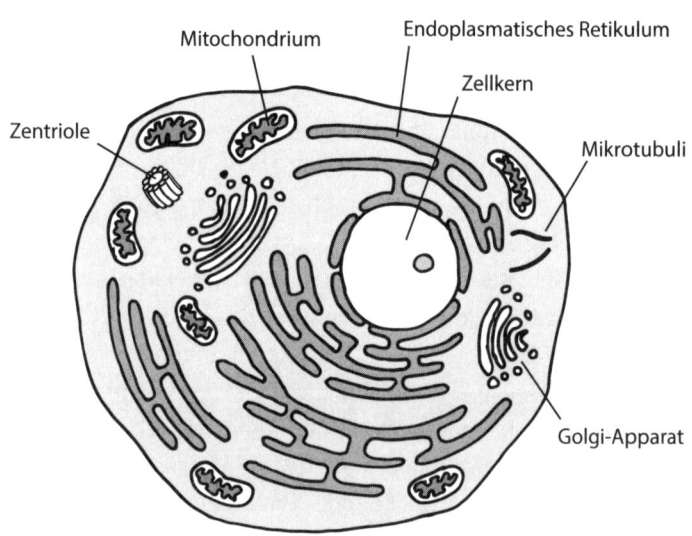

Mitochondrium   Endoplasmatisches Retikulum
Zellkern
Zentriole
Mikrotubuli
Golgi-Apparat

Der Chef

Jede unserer Körperzellen besitzt einen Chef, den Zellkern. In gewisser Weise kann man ihn äußerlich mit jedem anderen Kern vergleichen. So wie in einem zarten Apfel-, einem harten Kirsch- oder einem wunderbar runden Avocadokern alle Erbanlagen und Wachstumsimpulse stecken, die nötig sind, um aus dem Kern unter den richtigen Bedingungen eine ganze neue Pflanze wachsen zu lassen, so hortet unser Zellkern unsere menschlichen Erbanlagen. Man kann sagen: Das Wichtigste an ihm ist die DNS in ihm. DNS ist die kurze, im deutschsprachigen Raum verwendete Form von Desoxiribonukleinsäure – im Englischen ist DNA gebräuchlich für *desoxyribonucleic acid*. Sie trägt die Informationen, über die der Kern als Hüter unserer Erbanlagen wacht.

Von außen sieht er aus, wie man sich einen Kern vorstellt: Ziemlich rund bis oval zeigt er sich im Elektronenmikroskop. In seinem Inneren schützt er die in einer Doppelhelix angeordneten Erbanlagen, die auf den Chromosomen gespeichert sind. Diese Erbanlagen umfassen die Baupläne und die Rezepte für das, was der Körper braucht. Und wie jeder ordentliche Chef hat der Zellkern auch das Sagen in der Zelle.

Der Zellkern »weiß« also nicht nur, dass Sie blond sind, wie Tante Agathe es war. Er weiß auch, dass Sie einen brüchigen Zahnschmelz wie Ihr Vater haben und dass Sie eine ganz bestimmte Menge an Kalzium brauchen, um gut beißen zu können. Genau diese Menge lässt er herstellen und versandfertig machen.

Nebenbei ist der Zellkern allerdings noch mit dem wichtigsten Vorgang beschäftigt, der innerhalb eines Zellkerns abläuft: mit der Zellteilung. Denn unsere Zellen reproduzieren sich beständig neu. Das geht natürlich nur, wenn diese neuen Zellen auch einen funkelnagelneuen Zellkern bekommen. Um diesen herzustellen, dupliziert der Zellkern das in seinen Chromosomen gespeicherte genetische Material: Wenn die Zelle sich teilt, stirbt der alte Teil samt Zellkern ab. Der neue Teil aber lebt weiter und bereitet sich auf die nächste Zellteilung vor.

Die Crew

Die Mitarbeiter des Zellkerns sind die Zellorganellen. Man kann sich den Begriff gut merken und ab sofort auf Partys nonchalant in Gespräche einwerfen – er ist sprachlich eine Verkleinerungsform von Zellorgan. Und genau das sind die Zellorganellen: die Organe der Zelle. Und wie ihre großen Geschwister, also das Herz, die Lunge, die Leber, die Niere usw., sind sie Spezialisten, haben eine klar erkennbare Form und sind wiederum von Membranen umgeben. Zellorganellen sehen aus wie eine Kreuzung aus einem Tiefseeungeheuer und einem Raumschiff der interstellaren Sternenflotte, und sie tragen auch wunderbar spacige Namen.

Am besten stellt man sich die Zellorganellen als eine Handvoll fleißiger Kerlchen vor, die im Zell-Planschbecken eine Baustelle eröffnet haben. Denn kaum dass Vitamin und Co. durch die Membran gelangt sind, krempeln die Zellorganellen angesichts der neuen Materiallieferung die Ärmel hoch und machen sich daran, sie zu verarbeiten.

Von der Crew möchte ich Ihnen als Erstes das Mitglied mit dem schwierigsten Namen vorstellen. Das endoplasmatische Retikulum (nennen wir es vertraulich einfach »ER«) hat gleich eine Überraschung parat: Es sind eigentlich zwei – das raue und das glatte.

Das glatte ER sieht aus wie der Mantel von Zorro – und das kommt nicht von ungefähr. Überlegen Sie einmal, wofür man ein solch großes Tuch im glibbrigen, von allerlei Baustoffen bevölkerten Zytoplasma brauchen könnte. Es wirkt wie ein feinporiges Netz, und tatsächlich verfangen sich im glatten ER und seinem wehenden Tuch die Giftstoffe. Eigentlich ziemlich logisch, dass wir Zellen mit glattem ER vor allem dort finden, wo unser Körper hervorragende Entgiftungsarbeit leistet: in den Nieren. Dass das glatte ER nebenbei noch eine Menge Hormone produziert, überrascht nun auch keinen mehr.

Der Bruder dieses glatten ER ist das raue endoplasmatische Retikulum. Es ist ein Spezialist, das sich vorwiegend in den Zellen von Magen, Darm und Leber sowie in unseren Drüsen befindet. Dort, also z.B. in den Brust-, Schweiß- und Speicheldrüsen, widmet es sich der Verarbeitung der Eiweißbausteine.

Ein weiterer extrem fähiger Mitarbeiter ist der Golgi-Apparat. Unter dem Elektronenmikroskop erinnert seine Form entfernt an ein fliegendes Parkhaus – wobei die übereinandergestapelten Etagen sehr clever den Raum in diesem Zellorganell ausnützen, um eine Menge Baustoffe zu »bunkern«. Das ist gut so, denn er sorgt dafür, dass Proteine, die vom endoplasmatischen Retikulum hergestellt werden, modifiziert, sortiert und dann dorthin transportiert werden, wo sie am dringendsten gebraucht werden – und das ist die Membran der Zelle. Dafür werden die Proteine im Golgi-Apparat an die Transportvesikel angehängt – das sind kleine, von einer Membran umgebenen Bläschen, deren Namen man sich gut merken kann (Vehikel mit s). Diese mit Proteinen gefüllten Transportvesikel verschmelzen anschließend mit der Zellmembran. Der Golgi-Apparat erneuert also die Zellmembran.

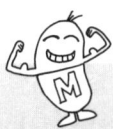

Signore Golgi

Der Golgi-Apparat hat seinen Namen – sprich: gol-dschih – von seinem Entdecker Camillo Golgi, einem italienischen Professor der Medizin (Histologie und Pathologie). Dieser Herr mit mächtigem Schnurrbart und hoher Stirn identifizierte im Lauf seines Lebens – unter anderem – die drei Erreger der Malaria, erhielt 1906 den Nobelpreis und entdeckte bei seinen Forschungen im Gewebe ebenjenen Golgi-Apparat.

Lebenserhaltende Zellteilung

Neben dieser Hauptaufgabe ist es interessant zu sehen, wie Zellen als Team funktionieren – ein Team, zu dem, neben dem endoplasmatischen Retikulum und dem Golgi-Apparat, noch einige weitere Spezialisten gehören.

> Die Ribosomen fischen aus dem Angebot der Nahrungsbestandteile, die die Zellen erreichen, diejenigen Bausteine heraus, aus denen sie eine Vorform der Proteine bauen können, die Enzyme.

> Die Lysomen betreiben eine Art Recycling-Firma. Hier landen Fremdkörper und die Zellorganellen, wenn sie altersschwach sind und ihren Dienst quittieren: Sie werden nicht weggeworfen, sondern wieder zu Ausgangsstoffen verarbeitet.

> Die Zentriolen gehören zu den Superspezialisten in einer Zelle. Sie werden erst dann aktiv, wenn es darangeht, die neu gebildeten Chromosomen in den Stunden vor der Zellteilung richtig zu positionieren: Sie bilden einen sogenannten Spindelapparat aus, der die Chromosomen auf die beiden Enden der Zelle verteilt, damit nach der Zellteilung jede Zelle einen vollständigen Chromosomensatz aufweist.

> Die Mikrotubuli sind röhrenförmige Filamente aus Proteinen, die das Zytoskelett (ein aus Proteinen aufgebautes Netzwerk im Zytoplasma) eukaryontischer Zellen durchziehen. Starke Bedeutung kommt den Mikrotubuli bei der Bekämpfung von Krebs zu. Substanzen, die das dynamische Gleichgewicht des Auf- und Abbaus der Mikrotubuli stören, behindern die korrekte Ausbildung und Funktion des Spindelapparates und wirken dadurch als Mitosegifte, d.h. sie verhindern die korrekte Zellteilung und damit auch das Wachstum von Tumoren und Metastasen. Einige werden als Zytostatika im Rahmen der Chemotherapie genutzt.

Der Mensch – ein Chemiebaukasten?

Hier sollten wir kurz innehalten und uns eine Tatsache vor Augen führen, die man schnell vergisst: Wir Menschen bestehen zwar aus Körper, Geist und Seele und sind hochkomplexe Lebewesen, die sich ein Leben lang verändern, doch wenn man uns auf eine rein stoffliche Ebene reduziert, dann ist die Bilanz sehr nüchtern.

Wir Erwachsenen sind im Durchschnitt aus etwa 80 Prozent Wasser »gemacht«. Dazu kommen Eiweiß, Fette, Kohlenhydrate, Vitamine und andere organische Substanzen. Abgerundet wird dieser bunte Chemiebaukasten durch rund zwei Kilogramm Kalzium, ein Kilogramm Phosphor, 90 Gramm Schwefel, 120 Gramm Magnesium und Spuren von Eisen, Kupfer, Chrom, Selen, Zink, Mangan, Jod, Fluor und Molybdän. Da unser Körper diese Bausteine pausenlos für all das, was wir den lieben langen Tag so machen, verbraucht, muss er es ersetzen, damit wir vollständig »funktionieren« können. Daher der unablässige Zustrom an neuem

Baumaterial, das durch unseren Körper geschwemmt wird, um in die Zellen zu gelangen, wo es benötigt und schon händeringend erwartet wird.

... und mittendrin die Mitochondrien

Mitten in diesem betriebsamen System, mitten im Zytoplasma, schwimmen, in der bescheidenen Form einer braunen Bohne, die Mitochondrien. Während die anderen Zellorganellen die herstellenden Abteilungen, das Versandressort und das Transportsystem bilden und überwachen, liefern sie die dafür benötigte Energie. Ohne die Mitochondrien ginge nichts. Keine der anderen Zellorganellen würde arbeiten, kein Zellbaustein würde verschickt, kein Hormon oder Enzym produziert werden.

Die Zelle würde ohne jede Bewegung daliegen. Ohne Mitochondrien wäre die Zelle tot. Denn anders als die anderen Zellorganellen sind sie keine Organsysteme unseres Körpers. Sie, die Minikraftwerke, die alle anderen Elemente der Zelle, ja den ganzen »Bauplatz Mensch«, am Leben erhalten, sind eine Truppe kleinster Lebewesen der Gattung Bakterien. Wir sollten die Existenz der Mitochondrien nicht so einfach hinnehmen, denn sie könnten im Grunde jederzeit ihren Job kündigen. Sie haben ihn nämlich freiwillig auf sich genommen. Wie das kam, ist eines der interessantesten Kapitel der Evolution.

Die größte Revolution des Lebens

Wären die Mitochondrien eine Familie wie die Buddenbrooks, die Kennedys oder die Windsors, würde eine Verfilmung ihrer Geschichte die Straßen leer fegen und die Kinos füllen. So aber tragen sie zwar wie die Onassis und Niarchos einen griechischen Namen (»Mito« kommt von altgriechisch *mítosi* = Faden, »Chondrien« von altgriechisch *chóndros* = Korn), sind aber »nur« einzellige Lebewesen der Gattung Bakterien, und ihr dramatischer Beitrag zum Leben auf diesem Planeten muss erst noch geschrieben werden.

Was vor 2,1 Milliarden Jahren geschah

Lassen Sie mich diese Geschichte erzählen. Sie beginnt, wie ein Märchen, vor langer Zeit. Vor sehr, sehr langer Zeit: Als der erste Dinosaurier vor ungefähr 200 Millionen Jahren aus dem Ei schlüpfte, (um es sehr vereinfacht auszudrücken), hatten die Mitochondrien schon über eine Milliarde Jahre lang ganze Arbeit geleistet. Denn die Welt, die unser fiktiver Ur-Dino erblickte, war der unseren in gewisser Weise schon ähnlich: Als er die Augen öffnete, sah er bereits Pflanzen, wie wir sie noch heute kennen (z.B. Farne, Schachtelhalme) und andere Tiere, wie etwa Urinsekten, Korallen, Reptilien, Spinnen und vielleicht die Schildkröte, die wie er das Licht der Welt irgendwann am Ende des Erdzeitalters erblickte, das wir Trias nennen. Trias (= Dreiheit) heißt dieser erdgeschichtliche Zeitraum, der vor etwa 230 Millionen Jahren begann und rund 20 Millionen Jahre dauerte. Der Name rührt von den drei Gesteinsschichten her, die während dieser Zeit nacheinander ausgebildet wurden: Buntsandstein, Keuper und Muschelkalk.

Uns mag diese Welt mit ihren wenigen Lebewesen und den riesigen Meeren, die wir nur aus Computeranimationen kennen, sehr rudimentär erscheinen. In Wirklichkeit war sie schon damals ein Wunder und nicht zuletzt das Werk der Mitochondrien und ihrer Ahnen, der Prokaryonten.

Als nämlich die Mitochondrien ins Leben fanden, stand die Erdzeitalter-Uhr nicht auf 200 Millionen Jahre vor unserer

Zeit – sondern auf 2,1 Milliarden, und die Erde war so, wie die Bibel sie beschreibt: wüst und leer.

Und nicht einmal das stimmt genau, denn es gab die Erde in unserem Sinn noch gar nicht. Unser Blauer Planet steckte in den Kinderschuhen seiner Entwicklung, hatte gerade erst die Phase durchlaufen, in der aus Feuer und sinnlos im All umherirrenden Gesteins- und Meteoritenbrocken eine Art Ball entstanden war. Wobei das von uns allen so geschätzte Bild der Erde als Kugel so gar nicht an die Wirklichkeit herankommt. Noch heute sieht der einzig bewohnte Planet im Sonnensystem eher aus wie eine Kartoffel mit Dellen und Beulen

Die Oberfläche der Erde bestand erst am Ende jenes fernen Erdzeitalters, das wir Archaikum nennen (vor 4000 bis 2500 Millionen Jahren), aus einer dünnen Schicht, unter der das Magma wie eine Feuerhölle brodelte. Ständig brach diese dünne Kruste auf, zerriss und barst wieder, sodass ungeheure Vulkane das Bild beherrschten. Ganz allmählich erst beruhigte sich die Oberfläche so weit, dass sie abkühlen konnte und erste zusammenhängende Platten entstanden.

Von Cyano- und anderen Bakterien

Dann, vor etwa 3500 Millionen Jahren, regte sich in den Ozeanen des Archaikums, die wir uns wie ein riesiges Chemielabor vorstellen können, das erste Leben. In diesen Ur-Ozeanen waren aus den vulkanischen Tätigkeiten Mengen an Schwefelverbindungen vorhanden – es muss nach faulen Eiern gerochen haben. In dieser Zeit entstand das erste Leben. Moleküle fanden einen Weg, sich zu vergrößern, zu vermehren. Von ihnen waren es nur noch ein, zwei Schritte bis hin zu den Pionieren des Lebens, den Schwefelbakterien. Von diesen Lebewesen haben sich Chemofossilien erhalten – winzige, fadenförmige Spuren z.B. im südafrikanischen Urgestein. Diese Bakterien halfen nicht nur in einem heute noch nicht erkennbaren Maß, die Kontinente zu bauen, sondern entwickelten auch die Photosynthese. Das heißt, sie konnten bereits mithilfe ihrer Bakterienfarbstoffe aus energieärmeren Stoffen energiereichere Stoffe bilden. Die Energie für diesen Prozess nahmen sie, wie heute noch die Pflanzen, aus dem Licht.

Die »bacteria«

Lange nahm man an, dass sich aus den Bakterien nun, wie aus dem Skript der Evolution, die nächsthöhere Form von Leben entwickelte – simple Einzeller, noch ganz ohne Zellkern, die »bacteria«. Nun, ganz so simpel waren sie nicht, hatten sie doch schon unterschiedlichste Formen von Stoffwechsel und einen genetischen Code, der alles enthielt und vererbte, was sie konnten und wussten. So entwickelten sich aus den Schwefelbakterien oder auch parallel, so genau wird man das nie herausbekommen, auch Cyanobakterien, die späteren Erzeuger der Sauerstoffatmosphäre. Schwefelbakterien und Cyanobakterien benötigten für ihr Leben mit dem Schwefelstoffwechsel vor allen Dingen eines: das Licht der Sonne.

In den Tiefen der Ozeane entwickelten sich andere Bakterienformen, welche ohne Sonnenlicht Energie gewinnen konnten. Sogenannte Archaea-Bakterien. Schwedische Wissenschaftler halten die sogenannte Logi-Archea für die Urmutter aller modernen Zellen.

Steckbrief der »bacteria«

Rolle bei der Zellsymbiose: Die »bacteria« hat sich als komplettes Wesen in die »archea« integriert. Sie ist also in die archea »eingewandert«.

> Stoffwechsel: Sie konnte Sauerstoff nutzen und hatte daher mehr Energie zur Verfügung.

> Schwachstelle: Sauerstoff oxidiert schnell – wo Oxidation ist, da besteht die Gefahr der Zerstörung. Deshalb braucht dieser Stoffwechsel die sogenannten Antioxidantien, und die Entgiftung spielt im Stoffwechsel eine große Rolle.

> Energie: Sie konnte deutlich mehr davon durch die Sauerstoffnutzung produzieren.

> Die Erbanlagen sind gespeichert im bacteria-Genom, abgekürzt: B-Genom.

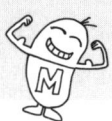

… und wer ist diese »archea«?

Doch wie wir heute wissen, war die »bacteria« nicht die einzige Nachfahrin der Cyanobakterien: Ähnlich wie man eines Tages den Neandertaler entdeckte, der uns seither als etwas untersetztes und vermutlich grob unterschätztes Subjekt der menschlichen Ahnenreihe schwer beschäftigt, fand man vor 30 Jahren im Meer, in der Tiefe von Vulkanen, unbekannte Einzeller. »Aha«, dachte man, »das wird eine neue Bakterienart sein.« Doch schnell folgte die Überraschung: Das, was sich da unter dem Mikroskop zeigte, ließ sich nicht in die Gruppe der Bakterien einordnen.

Diese Einzeller, die offensichtlich schon seit vielen Jahrmillionen unentdeckt, aber gemütlich im sehr heißen vulkanischem Milieu lebten – in 2000 bis 4000 Metern Tiefe, ohne jegliche

Sonneneinstrahlung und ohne Sauerstoff –, hatten mit den bekannten Bakterien nur zwei Dinge gemein: Sie besaßen ebenfalls keinen Zellkern, aber dafür ebenfalls einen genetischen Code.

Man entschloss sich, eine neue Zellgruppe zu bilden, und nannte diese Urfom »archea«, abgeleitet von Arche Noah.

Steckbrief der »archea«
Rolle bei der Zellsymbiose: Es ist die Zelle, in der sich die »bacteria« angesiedelt hat.

> Stoffwechsel: Sie vollzieht eine einfache Gärung ohne Sauerstoff.
> Schwachstelle: Die Gärung findet (wie bei jeder Flaschengärung) nur innerhalb des Systems statt. Die »archea« war ein geschlossenes System ohne Verbindung nach außen.
> Energie: Sie leistet in Sachen Energieproduktion eher weniger.
> Erbanlagen sind gespeichert im archea-Genom, abgekürzt: A-Genom.

Die Zellsymbiose

»Hm«, werden sie jetzt vielleicht sagen, »das kann mir doch eigentlich egal sein, ob da zwei Minieinzeller mit oder ohne Zellkern herumwimmeln« – ich würde Ihnen das alles aber nicht erzählen, wenn ich nicht einen guten Grund dafür hätte: Sie selbst haben einen Zellkern und sind deshalb eine höhere Ordnung an Lebewesen. Und wir alle können nur deshalb auf andere »niederere« Lebensformen, wie die Bakterien, herabsehen, weil vor eben zwei Milliarden Jahren etwas ganz Außerordentliches geschehen sein muss: Die »bacteria« und die »archea« haben sozusagen fusioniert: In der sogenannten Zellsymbiose, die man sich vielleicht wie eine gigantische Spontanhochzeit vorstellen kann, sind diese beiden Einzeller zu einem neuen Minilebewesen verschmolzen, einem Einzeller. Wobei die ältere »archea« die jüngere »bacteria« in sich aufnahm. Ob sich anschließend spontan und schnell oder erst im Lauf der Jahrmillionen ein Zellkern bildete, wissen wir noch nicht. Aber wir können mit Sicherheit sagen, dass das Genmaterial aller Zellen von Mensch und Tier und Pflanze zu 60 Prozent von der »archea« stammt und zu 40 Prozent von der »bacteria«.

Eine uralte und doch moderne Lebensform

Wie bei jeder Fusion fragt man sich unwillkürlich: Wo sind die Vorteile? Und die liegen schnell auf der Hand: Die »archea« ist schon so alt, dass sie noch zu einer Zeit entstanden ist, in der es auf der Erde keinen Sauerstoff gab. Die »bacteria« dagegen kannte nicht nur das Geheimnis der Photosynthese, sie hatte auch schon einen Stoffwechsel, der den Sauerstoff nutzen konnte. Sie brachte die Energie mit. Und das ist bis heute so geblieben: Die Energiezentrale, das kleine lebendige Kraftwerk, das jede Zelle zu ihrer Arbeit befähigt, war und ist die »bacteria«. Nur eins hat sie bei der Fusion verloren. Ihren Namen. Sie heißt jetzt Mitochondrium.

Der Fachbegriff für Zellen mit Zellkern ist übrigens »euryont«. Auch dieser Begriff stammt aus dem Altgriechischen *eu* = gut und *káryon* = Kern. Das also ist der »gute Kern«, den wir doch alle haben.

Ein Exkurs über den Sauerstoff

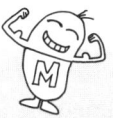

Damit man es nicht so leicht überliest, folgt jetzt ein Input zum Thema »Sauerstoff«. Die alte »archea« stammt aus der Zeit vor dem Sauerstoff, die »bacteria« dagegen ist schon mit ihm aufgewachsen und konnte ihn nutzen. Wo also kommt er her?

Wenn Sie jetzt ein gutes Gedächtnis haben – oder einfach zurückblättern –, erfahren Sie, dass die Cyanobakterien Photosynthese betrieben. Sie sonderten dabei ein Gas ab, den Sauerstoff. Je länger sie auf der Erde lebten und je stärker sie sich vermehrten, umso höher stieg der Sauerstoffanteil in der entstehenden Atmosphäre an. Das heutige Niveau an Sauerstoff wurde übrigens sehr viel später erreicht – erst vor 350 Millionen Jahren. Seither beträgt der Sauerstoffgehalt etwa 21 Prozent der Erdatmosphäre.

Als jedoch vor etwa 2500 Millionen Jahren eine bestimmte Menge erreicht war, geschah eine Katastrophe: Sie wissen es selbst, wenn man einen Gartengrill, einen Nagel oder einen anderen Gegenstand aus Eisen länger an der Luft lässt, rostet er. Rost ist nichts anderes als eine Verbindung von Sauerstoff mit einem geeigneten Material wie eben Eisen. Wir wissen nicht ganz genau, was geschah, aber man spricht vom »Great Oxidation Event«, mit dem das Zeitalter des Archaikums zu Ende ging. Stellen Sie sich einfach vor, dass die Erde anfing zu rosten. Und wie es fast immer im Leben ist: des einen Leid – des anderen Freud. Die Lebensformen, die jetzt entstanden, konnten den Sauerstoff für ihren Stoffwechsel nutzen. Sie waren eine moderne Form des Lebens, energiereicher und damit echte Siegertypen wie die »bacteria«.

Mitochondrien – Fragen und Antworten

Hoffentlich hat Ihnen die Geschichte der Mitochondrien gefallen, obwohl oder vielleicht auch gerade deshalb, weil sie so weit in die Vergangenheit zurückreicht und so eng mit der Entwicklung des Lebens verbunden ist. Führen wir uns noch einmal vor Augen, dass es ohne die »Entscheidung« der beiden Einzeller – »archea« und »bacteria« –, zu fusionieren und ein neues Lebewesen zu bilden, nämlich die Zelle mit Zellkern, keine höhere Lebensform gäbe: keine Pflanze und auch kein Tier. Auch wir sind ein Ergebnis der Zellsymbiose, denn wir alle bestehen aus Zellen, die einen Zellkern haben, und Mitochondrien. Nun möchte ich Ihnen die wesentlichen Fragen beantworten, die uns in Hinblick auf die Leistung und Funktion der Mitochondrien interessieren.

Wofür sind die Mitochondrien genau zuständig?

Die kleinen Kraftwerke sorgen für die Herstellung und Bereitstellung von Energie für die Zellleistung – mithilfe einer Fülle von Stoffwechselprodukten –, sie sind zuständig für die Zellatmung und dienen als Speicherplatz für Kalzium – quasi als kleines Nebengeschäft. Wird Kalzium benötigt, geben die Mitochondrien das Kalzium wieder ab. Was so einfach und ein bisschen nebensächlich klingt, ist in Wirklichkeit ein kurzer Blick in die wahren Wunder der Körperarbeit: Dadurch, dass die Mitochondrien »bei Bedarf« Kalzium abgeben, tragen sie dazu bei, dass die Zelle sich selbst erhalten kann. Man nennt dieses Prinzip Homöostase (griechisch *homoiostásis* = Gleichstand). Durch solche Prozesse kann ein lebendes System von sich aus ein Gleichgewicht aufrechterhalten – praktisch ein lebendes »perpetuum mobile«.

Was brauchen Mitochondrien, um zu funktionieren?

Da Mitochondrien kleine Lebewesen sind, benötigen sie »Speis und Trank«, die Sie ihnen zur Verfügung stellen. Alles, was wir zu uns nehmen, wird vom Stoffwechsel fein aufgeschlüsselt: in Vitalstoffe wie Vitamine, Mineralien und Spurenelemente, in Zucker (Kohlenhydrate), Fettsäuren, Eiweiß (Proteine) und Sauerstoff. All diese Elemente werden unablässig aus der Nahrung hergestellt und in die Zellen transportiert, damit die Mitochondrien (und die anderen Zellorganellen) alles »aufsaugen« können, was sie für ihre Arbeit brauchen.

Haben Mitochondrien einen eigenen Zellkern?

Nein, die Mitochondrien haben keinen Zellkern – in jeder menschlichen Zelle befindet sich nur ein Zellkern. Aber – und das ist eine Sensation – die Mitochondrien haben bei der Zellsymbiose ihr eigenes Genmaterial mitgebracht und es auch behalten. Wir besitzen also nicht nur im Zellkern Gene, sondern auch in den Mitochondrien.

Wer vererbt uns die Mitochondrien?

Mitochondrien – und die zugehörigen Gene (mitochondriale DNA) – werden ausschließlich über die Mutter vererbt. Bei jeder Zellteilung des heranwachsenden Kindes werden jedoch Informationen der Gene des Vaters aus dem Zellkern dazugemischt. Sprich: Jeder von uns trägt dieselbe Energie in sich, die seine Mutter hatte. Am Anfang unserer Kindheit sind unsere zellulären Reaktionen und Eigenschaften eher von der Mutter geprägt, die väterlichen Erbanteile kommen immer mehr hinzu. So ab dem achten bis vierzehnten Lebensjahr haben wir dann die erbgenetische Balance unseres Körpers hergestellt.

Welchen Sinn hat es, dass wir zusätzliche Gene in den Mitochondrien besitzen?

Sehen wir uns noch einmal kurz an, was der Zellkern für eine Aufgabe hat: Er ist ja erst durch die Verschmelzung der alten »archea«-Substanz entstanden und speichert unsere Erbanlagen im A-Genom, das so heißt, weil es aus der »archea«-Substanz entstanden ist. Er beherbergt die 23 Chromosomenpaare mit unserer Erbinformation. Vor jeder Zellteilung dupliziert sich der Zellkern, damit die neue Zelle wieder exakt so aussieht und so arbeiten kann wie die alte, die nach der Zellteilung abstirbt. Man kann also sagen, dass der Kern die Zellteilung steuert. So müssen z.B. bei einer Verletzung genug Zellen zur Vermehrung vorhanden sein. Im Lauf eines Tages gehen nämlich eine ganze Menge Zellen in uns kaputt. Da grenzt es schon an ein Wunder, dass all die Verluste wieder ausgeglichen werden.

Für die differenzierten einzelnen Zellleistungen jedoch spielen die Gene in den Mitochondrien die übergeordnete Rolle. Diese Gene sind die Anteile unserer Erbanlagen, die einst bei der Zellsymbiose die Mitochondrien mit ins neue Minilebewesen gebracht haben: Und das sind noch einmal Tausende aktiver Gene!

DAS ENERGIE-KOMPLOTT

Woher kommt unsere Energie?

Die Welt, in der wir leben, bietet täglich so viel Neues, dass man manchmal gar nicht mehr weiß, womit man sich beschäftigen soll. Trotzdem will ich Sie in diesem Kapitel zu neuen Ufern mitnehmen – teilweise sogar an die Grenzen unseres Wissens, denn nicht nur in der Mitochondrien-Forschung, sondern auch im Bereich der Forschungen über unsere Lebensenergie selbst tut sich so viel Interessantes, das ich Ihnen näherbringen will. Unser bester Verbündeter ist dabei die neue Technik, denn Elektronenmikroskope erlauben uns Reisen ins Körperinnere. Kommen Sie mit und lernen Sie die spannenden Prozesse kennen, die Ihnen ein Leben voller Elan schenken.

Mitochondrien und ATP

Dass unsere Mitochondrien für uns Energie produzieren, wissen Sie schon, wie es aber genau geht, das will ich Ihnen nicht als komplizierten biochemischen Prozess beschreiben, sondern als lebendiges Geschehen.

Zellatmung – das Prinzip in Kürze

Ehe ich darangehe, Ihnen die lebenswichtige Zellatmung genauer vorzustellen, hier ein ganz einfacher Vergleich, der die Sache auf den Punkt bringt: Die Mitochondrien sind uns nicht unähnlich: Zum Atmen brauchen sie Sauerstoff, und wenn schnelle Energie bereitstehen muss, essen sie, wie wir, gerne etwas Süßes. Mitochondrien »greifen« zu den energiereichen, im Zytoplasma herumschwimmenden Zuckerbausteinen (Glukose) und zerlegen sie – unter Zuhilfenahme von Sauerstoff – in die energiearmen Stoffe Wasser und Kohlendioxid. Diesen biochemischen Spaltprozess beherrscht das Mitochondrium nun seit mehreren Milliarden Jahren »mit links«, immerhin hat es ja den Stoffwechsel, der mithilfe von Sauerstoff stattfindet, überhaupt erst erfunden (siehe Seite 39)! Bei diesem Prozess wird Energie in Form eines Brennstoffs frei, der so etwas ist wie die finale Energieeinheit des Körpers, das ATP. Dieser Brennstoff steht wie ein winziger, kurzlebiger Bio-Akku jeder Zelle für die Stoffwechselvorgänge zur Verfügung. Er ist der Ursprung der Energie, die wir als Lebenskraft spüren.

Der Feinbau der Mitochondrien

Nun können wir zunächst noch einmal einen interessierten Blick durchs Elektronenmikroskop werfen und uns ein Mitochondrium genauer ansehen. Das Erste, was Sie entdecken würden, wäre ein Lebewesen, das sehr an eine Bohne erinnert. Selbst der Feinbau lässt sich genau erkennen:

> Das Mitochondrium ist außen umgeben von einer Doppel-Membran.
> Zwischen den beiden Membranen ist ein freier Raum, den Wissenschaftler den Intermembranraum nennen.
> Die Membranen umschließen das Innere des Mitochondriums, die Matrix.

Was denken Sie: Welcher Teil des Mitochondriums ist wohl zuständig für die Entwicklung unserer Lebensenergie?

Die innere Mitochondrienmembran

Genau genommen sind alle Membranen und Räume des Mitochondriums an der Energieproduktion beteiligt. Der letzte Schritt aber geschieht in der inneren Membran. Und die ist ein ganz besonderer Ort: Sie haben sicher schon einmal einen Bericht über einen Tauchgang in die Höhle eines Korallenriffs gesehen. Vor den staunenden Augen des Zuschauers tut sich da eine Welt auf, die oben und unten und seitlich aus unregelmäßig geformtem »Kalk« besteht. So ähnlich sieht die Welt aus, wenn man sich mitten in einem Mitochondrium befindet: Man steht in der Mitochondrienmatrix und ist umgeben von der inneren Mitochondrienmembran, die so stark gefaltet ist, dass diese Falten einen eigenen Namen haben. Sie heißen *Christae* und sorgen dafür, dass die Fläche der inneren Mitochondrienmembran sehr viel größer ist, als sie es wäre, wenn sie glatt gespannt wäre.

Atmende Mitochondrien

Wozu braucht das Mitochondrium diese ganze Fläche? Sie ahnen es schon: für die Energieerzeugung. Je größer die Fläche, auf der Energie erzeugt wird, desto mehr Energie: So weit ist alles noch ganz klar.

Die Frage ist: Wie geht das? Wie kann ein Bakterium auf seiner gefalteten Innenhaut etwas so Flüchtiges und gleichzeitig so Kraftvolles herstellen wie Energie? Die Antwort liegt in der Natur des Mitochondriums: Es atmet. Oder genauer, es nutzt für seine Hauptarbeit Sauerstoff.

Im ersten Kapitel, auf Seite 33f., konnten Sie lesen, dass vor einigen Milliarden Jahren Bakterien auftauchten, die Energie auf »moderne« Weise herstellten und damit das Leben revolutionierten:

Die älteren Bakterien (wie die »archea«) hatten überlebt, indem sie Nahrung aufnahmen, diese in sich zur Gärung (Fäulnis) brachten und dadurch Energie gewannen.

Die jüngere Bakteriengeneration hatte den »primitiven« Vorgang der Gärung nicht mehr nötig: Sie konnten Sauerstoff aufnehmen (also atmen) und mit seiner Hilfe Nahrung zerkleinern und daraus Energie gewinnen: Das ist sehr viel sauberer und effektiver. Die Mitochondrien sind solche »modernen« Bakterien: Sie nutzen Sauerstoff, um Nahrungsbestandteile zu verbrennen. Sie produzieren dabei aber nicht Wärme oder Licht, sondern pure Energie.

Wie aus Energie wieder Energie wird

Wenn Sie jetzt denken, dass diese Energie irgendetwas schwer Greifbares und sehr Geheimnisvolles sein muss, das vielleicht wie Millionen kleine leuchtende Gespenster durch die Zellen fliegt, dann täuschen Sie sich: Energie ist pure Chemie. Weil aber alle, denen das Chemie-Gen fehlt und die nicht gerade Medizin studieren, hier sicher das Buch zuklappen würden, erkläre ich es sehr, sehr vereinfacht und frage Sie: »Was essen Sie, wenn Sie sich müde und schlapp fühlen – oder wenn Sie in eine Prüfung gehen?« Die richtige Antwort wäre jetzt: »Traubenzucker.«

Zucker – ein Urstoff unserer Lebensenergie

Unser Organismus liebt solche Traubenzuckerplättchen. Denn der Stoffwechsel kann sie ganz besonders leicht in chemische »Zucker-Ur-Elemente« zerlegen. Sie kennen diese »Zucker-Ur-Elemente« sicher: z.B. Glukose und Fruktose. Diese Elemente schickt der Organismus als »Brennmaterial« für die Energiegewinnung in die Zellen, wo sie wohlbehalten im Zytoplasma ankommen.

Glukose sorgt für einen Bruchteil der Energie
Wenn wir uns einmal die Frage stellen, warum wir überhaupt essen, dann werden viele von uns klar sagen: »Na, um Energie zu gewinnen!«

Dabei fangen wir spätestens bei der Frage nach der Art der Energie an, mit den Schultern zu zucken.

Die Antwort ist relativ einfach, die Mitochondrien gewinnen aus den Nährstoffen Glukose, Eiweiß und Fett elektrische Energie. Diese elektrische Energie wird in den Mitochondrien an »riesige« Moleküle, Komplexe der Atmungsketten genannt, übergeben. Die sind im Vergleich zu anderen Zellbausteinen so groß, als stünde das Empire State Building in einer deutschen Kleingartensiedlung.

Es kommt noch heftiger: Wenn man dem größten Lehrbuch für Biochemie von Lubert Stryer Glauben schenken darf, dann wird diese aus Zucker, Fett und Eiweiß gewonnene Energie in Form von Elektronenpaaren in den Komplexen der Atmungsketten auf eine sehr hohe Geschwindigkeit beschleunigt. Dabei entstehen elektromagnetische Felder, die Licht emittieren, und zwar sehr schwaches in Form von Photonen. Photonen sind Lichtteilchen, die sich durch ihre Schwingung, Frequenz genannt, und ihre Wellenlänge unterscheiden. Wie mit der Infrarot-Fernbedienung lassen sich hier Signale programmieren. Kurz gesagt, der Körper wird durch unsere Ernährung und über die Mitochondrien mit informiertem Licht versorgt.

Wie wir die Energie nutzen
Wenn wir also beispielsweise eine Frucht essen, dann wird diese zerkleinert und vorverdaut, und die wichtigen Stoffe werden

letztendlich in die Mitochondrien geschleust. Dort findet ein sehr komplizierter biochemischer Prozess statt, der Zitratzyklus (auch Zitronensäurezyklus).

Dabei werden über chemische Zwischenstationen aus den Nährstoffen Elektronen gewonnen.

Diese Elektronen werden samt ihrer elektrischen Ladung zu den »Energieumwandlern«, den Komplexen der Atmungskette, in der inneren Mitochondrienmembran gebracht. Hier werden sie beschleunigt und im vierten Komplex durch den überlebenswichtigen Sauerstoff wieder aufgefangen. Dadurch entsteht ein starkes elektromagnetisches Feld, in dem eine Information produziert wird. Diese Information wird wie durch ein Wunder im letzten Energiekomplex (ATP-Synthase genannt) an das im Körper allgegenwärtige Molekül ATP übergeben.

Die ATP-Synthase und die Umwandlung von ADP in ATP
Dieses Element hat Ähnlichkeit mit einer Trockenhaube beim Friseur. Nur würde sich die darunter sitzende Kundin permanent um ihre eigene Achse drehen. Ohne überhaupt mit dem Elektronenfeld in Berührung zu kommen, entstehen im Kopf dieses Elements pro Drehung drei Energiemoleküle ATP (Adenosintriphosphat), die durch enzymatisches Ankoppeln von einer Phosphorverbindung aus Adenosindiphosphat hergestellt werden.

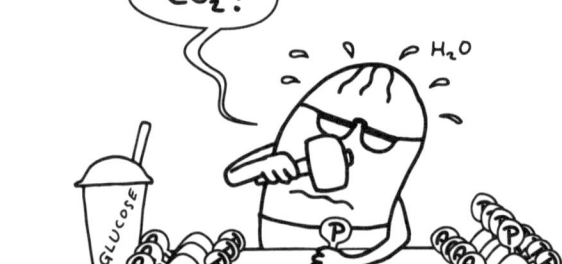

Wozu brauchen wir überhaupt ATP?

ATP findet man überall, wo der Körper etwas leistet. Bei der Eiweißsynthese, im Immunsystem oder in den Nervenzellen. Ein Mensch hat einen Tagesdurchlauf dieses immer wieder recycelten Moleküls vom Gewicht seines eigenen Körpers. Bei Sportlern wurde ein enorm hoher Tagesdurchlauf dieses Energiemoleküls errechnet.

Bisher ging man davon aus, dass, wenn ATP im Körper genutzt wird, die dabei entstehende Wärme verwertet wird. Aber dann würde ein Marathonläufer als Eiszapfen ankommen. Das ist aber nicht der Fall, tatsächlich ist ein Hochleistungssportler extrem überhitzt. Die beim Abkoppeln von der Phosphatgruppe entstandene messbare Energie von etwa 30 Kilojoule sorgt nur für die Betriebstemperatur, der Rest muss z. B. durch Schwitzen abgekühlt werden. Auch beim Abspalten der zwei verbliebenen Phosphoratome würde die gleiche Energie freigesetzt werden.

Fest steht, wir können die Wärmeenergie der ATP-Verwertung nicht wirklich nutzen! Wozu dann dieser komplizierte Mechanismus?

Wahrscheinlich, um Lichtinformationen zu übertragen. Das noch recht neue Universitätslehrfach »Quantenbiologie« bestätigt offensichtlich diese Vermutungen. Zuerst bei Pflanzen entdeckt und jetzt auch experimentell bei lebendigen Eiweißstrukturen gemessen, reagiert lebendige Materie, wie zum Beispiel der Mensch, auf Lichtimpulse.

Wir füttern also unsere Zellen und somit die Mitochondrien, um gezielte Lichtquanteninformationen zu erzeugen, aus denen wir jegliche Form von physikalischen Leistungen herstellen können. Um das genau erklären zu können, ist noch jede Menge Forschung und Zusammenarbeit von Biologen, Quantenphysikern und auch Medizinern notwendig.

Wir sind somit eigentlich Lichtwesen. Deshalb ist die Verwertung künstlicher Nahrungsmittel für unseren Körper oft mit Problemen verbunden. Diesen industriell gefertigten Nährstoffen ist schlichtweg die Sonnenenergie (das Licht) verloren gegangen.

Kann man Lebensenergie messen?

Um es gleich zu sagen: Man kann Ihre Lebensenergie nicht mit einem Messgerät bestimmen. Aber über kleine Umwege kann man sehr genau erfahren, wie es Ihren Mitochondrien gerade geht. Denn, kurz gesagt: Geht es den Mitochondrien gut, geht es Ihnen gut.

Es gilt also, zu bestimmen, wie es um das Lebensumfeld der lebenden Minikraftwerke in Ihren Zellen gerade bestellt ist. Dazu kann man in der Blutanalyse im Labor einige wichtige Parameter betrachten:

> LDH-Isoenzyme: Dieses Enzym, ein sogenannter Biokatalysator, gibt den »Startschuss« für den gesamten Energiebildungsprozess. Man kann sehr vereinfacht sagen: Ist LDH (Lactatdehydrogenase) erhöht, feuern die Mitochondrien »aus vollen Rohren«. Sie selbst spüren diese Veränderung nicht als Energieschub, sondern als das Gefühl, schwach und schlapp zu sein, da die Mitochondrien überanstrengt sind. Ein hoher LDH-Wert ist also ein Indikator für gestresste Mitochondrien.

> Antioxidative Kapazität: Wenn ein Mitochondrium ATP produziert, entstehen bei diesem Prozess – sozusagen als Nebeneffekt und »Abfallstoff« – ständig freie Sauerstoffradikale. Diese aggressiven Teilchen würden die Zellen schädigen, wenn sie keine »natürlichen Feinde« hätten. Zu ihnen gehören Antioxidantien wie Vitamin C, das wir über die Nahrung aufnehmen, oder körpereigene Substanzen wie Glutathion. Solange die Balance zwischen den beiden

Parteien gewahrt ist, ist die Zelle gesund. Gewinnt eine Seite die Oberhand, werden wir krank. Da sich im Labor leicht feststellen lässt, wie hoch der Anteil an Antioxidantien ist, werden die Werte immer mitbestimmt und liefern ein gutes Bild der Zell- und Mitochondrien-Gesundheit. Ein hoher Anteil an freien Sauerstoffradikalen ist also ebenfalls ein Indikator für gestresste Mitochondrien.

> Glutathion ist ein körpereigenes Antioxidans, das freie Radikale abfängt. Ein Abfall des Glutathionspiegels bedeutet einen vermehrten Verbrauch des Antioxidans in der Zelle. Wenn die Vorräte erschöpft sind, ist die Zelle den Sauerstoffradikalen ungeschützt ausgeliefert. Ein niedriger Glutathionwert zeigt an, dass Ihre Mitochondrien geschwächt sind.

Zusammenfassend kann man sagen: Auch wenn es keinen klaren Wert X gibt, der erkennen lässt, ob Ihre Lebensenergie jetzt gerade hoch, mittelprächtig, mau oder schon bedenklich gering ist – schon diese Werte lassen einen direkten Schluss darauf zu, ob Ihre Mitochondrien überhaupt in der Lage sind, ausreichend ATP zu produzieren. Deshalb werden diese Parameter abgefragt, wenn Verdacht auf ein Burn-out besteht.

Basiswissen Energie-Management

Was nützt es Ihnen, dies alles zu wissen? Nun, dieses Buch ist entstanden, um Ihnen eine elementare Lebenshilfe an die Hand zu geben. Mit dem Wissen über Ihre Mitochondrien können Sie in Zukunft besser mit Ihrer eigenen Energie umgehen. Die Vorteile einer Lebensweise, in der Sie sich bewusst um Ihr Energielevel und die Gesunderhaltung der Mitochondrien bemühen, liegen auf der Hand: Ein kluges Energie-Management ist der Schlüssel zu einem langen und gesunden Leben mit Blick auf die eigenen Kraftreserven.

Leben im Einklang mit der eigenen Energie

Wenn ich Sie fragen würde: »Wie spüren Sie eigentlich Ihre Energie?«, würden Sie mich wahrscheinlich zweifelnd ansehen. Aber es lohnt sich, darüber nachzudenken, denn wer ein gutes Empfinden für sein Energielevel hat, spürt nicht nur schneller die Anzeichen von Erschöpfung oder Überforderung. Er »darf« diese Signale auch wahrnehmen und entschlossen reagieren und gegensteuern. Wer sich dagegen bei sinkenden Energievorräten weiter fordert und dabei erbarmungslos überfordert, weil er keinen guten Bezug zur eigenen Energie hat, setzt seine Mitochondrien unter Stress, bis sie gar nichts anderes mehr tun können, als zu erkranken.

Das tägliche Energiehoch nutzen

Der neue Forschungszweig der Chronobiologie untersucht die Ursachen der Rhythmen, nach denen sich Lebewesen verhalten. Wie Tag und Nacht den Schlafrhythmus von Mensch, Tier und Pflanze beeinflussen, ist für diese Forscher besonders interessant, und so haben sie neben Einzellern, Algen, Tomaten und vielen Tieren auch menschliche Morgenmuffel (Langschläfer) und Lerchen (Frühaufsteher) ganz genau beobachtet. Herausgekommen ist ein Ergebnis, das nachdenklich stimmt. Wie Menschen auf die rhythmusgebenden Impulse Licht und Dunkelheit reagieren, ist genetisch festgelegt. Nach einer schlafreichen Periode in der Pubertät schlägt das Familienerbe durch und bestimmt, wann Sie einen hohen Energiestand haben: Während Frühaufsteher sich ab 5.00 Uhr morgens gut gelaunt ins Leben stürzen, bleiben Morgenmuffel bis etwa 11 Uhr am

Vormittag auf einem sehr niedrigen Energielevel. Man kann daraus logisch folgern, dass die guten Phasen der täglichen ATP-Produktion der Mitochondrien nicht bei allen Menschen zum selben Zeitpunkt stattfinden.

Sind Sie ein Morgenmuffel oder ein früher Vogel? Können Sie beantworten, zu welchem Typus Sie gehören? Wenn ja: Können Sie diesen natürlichen Rhythmus leben, oder sind Sie gezwungen, gegen Ihre körperlich vorgegebene Leistungsfähigkeit zu arbeiten? Dieser Punkt kann bereits darüber entscheiden, ob Sie sich prinzipiell überfordern (müssen) oder nicht.

So schaden Schichtarbeit und langes Arbeiten bei Kunstlicht dem Schlaf-wach-Rhythmus jedes Menschen. Wenn Sie von solchen Lebensbedingungen betroffen sind, ist es gut, wenn Sie zumindest am Wochenende aktiv für Ausgleich sorgen, um Ihre Mitochondrien zu unterstützen.

Denken Sie auch daran, die Mitochondrien nicht durch langes abendliches Fernsehen oder Spielen am PC zu überfordern. Selbst wenn Sie meinen, dass Sie keinen Schlaf brauchen – die Mitochondrien benötigen Zeiten der Ruhe.

Biorhythmus

Im Gegensatz zu den wissenschaftlichen Erkenntnissen der Chronobiologie existiert die Vorstellung eines sogenannten Biorhythmus. Dieser erklärt die Leistungsfähigkeit und den Gemütszustand des Menschen im Hinblick auf Rhythmen (Körper, Geist, Seele) unterschiedlicher Länge, die mit dem Tag der Geburt beginnen und – von jedem äußeren Umstand unabhängig – schwingen. Man stellt die Rhythmen als Sinuskurven dar, die über und unter eine Nulllinie schwingen. Kreuzen zwei Kurven die Nulllinie am selben Tag, soll dies negative Auswirkungen haben.

Das Nachmittagsloch

Dass die meisten von uns am Nachmittag – im Zeitfenster zwischen 14.00 und 17.00 Uhr – irgendwann müde und deutlich unkonzentrierter sind als vorher und nachher, beruht auf der Notwendigkeit des Körpers, das Mittagessen zu verdauen: Dazu wird das Blut im Magen-Darm-Bereich konzentriert, damit der Stoffwechsel seine Aufgaben erfüllen kann. Das Gehirn ist dagegen weniger stark durchblutet als am Vormittag. Auch spielt der Insulinspiegel eine Rolle, der nach dem Mittagessen vor allem dann absinkt, wenn wir viele »leere Kohlenhydrate« gegessen haben (wie z.B. einen großen Teller Weißmehlnudeln). Der Nachmittag ist jedoch in vielen Familien und Firmen eine Zeit, in der man besonders fit und präsent sein muss: ob Hausaufgabenhilfe und Kinder-Chauffeur durch die halbe Stadt, ob Vortrag oder Vertragsverhandlungen mit Kunden, ob schwierige Behandlungen am Patienten …

Was kann man tun, um sich nicht mit Medikamenten »pushen« oder das Energietief ignorieren zu müssen? Was hilft, um seine Energie wieder aufzutanken oder erst gar nicht zur Neige gehen zu lassen?

> Ein leichtes Mittagessen, das nicht »schwer im Magen liegt«.

> Ein Spaziergang in raschem Tempo an der frischen Luft mit einigen extratiefen Atemzügen.

> Ein kalter Guss nach Pfarrer Kneipp: einfach kaltes Wasser über die Innenseite der Handgelenke laufen lassen. Auch gut an den Schläfen. Das ist der natürlichste Frischekick überhaupt!

> Ein duftender Espresso oder Mokka ist im ganzen mediterranen Raum das clevere traditionelle Ende jedes Mittagessens. Testen Sie, ob Ihnen der intensive Koffeinschub zuträglich ist.

So einfach diese Maßnahmen sind, Sie erfrischen sich auf natürliche Weise und gehen auf Ihren Körper ein. Ihre Mitochondrien werden es Ihnen danken.

Energie für ein langes Leben?

Wir alle beginnen im Grunde vom ersten Tag unseres Lebens an zu arbeiten. Was können wir alles schon vor dem ersten Schultag? Laufen, essen, sprechen … Und dann, nach der Schule, die Ausbildung, die Familiengründung, der Berufsanfang und die langen Jahre des beruflichen und familiären Alltags, mit immer neuen Situationen und Herausforderungen. Wenn das Rentenalter kommt, hat sich so mancher müde und krank gearbeitet. Denn sosehr unsere Mitochondrien auch versuchen, das Energielevel konstant zu halten – Krankheiten, Stress, Überarbeitung, Übermüdung und erst recht halb bewusster Raubbau an der eigenen Kraft, vielleicht um das Image der Unverwundbarkeit aufrechtzuerhalten, fordern ihren Tribut.

Carpe diem – nütze den Tag!

Es liegt in der Natur der Mitochondrien, dass sie Energie nicht auf Vorrat produzieren und einfach speichern können. Jeder kleine Energiestoß ist kaum für Augenblicke haltbar. Das bedeutet, dass wir täglich auf unsere Energie achten müssen. Ich weiß selbst, dass es meist unrealistisch ist, aber die gesündeste Art, den Tag zu strukturieren, wäre diese:

> Acht Stunden Schlaf.
> Acht Stunden Arbeit.
> Acht Stunden Erholung und Zeit für sich selbst.

Der normale Tagesrhythmus ist nicht nur im Vergleich zu diesem Idealbild verschoben – unsere Tage sind auch entsprechend zerrissen. Dazu kommt noch, dass man vor allem in jungen

Jahren, in denen man eine Familie hat und sein Leben aufbaut, auch eine lange Zeit mit einer ganz anderen Verteilung gut leben kann und muss. Wenn man älter ist oder in der Rekonvaleszenz nach einer Erkrankung, wirkt dieser Tagesrhythmus wahre Wunder. Vielleicht gelingt es Ihnen am Wochenende, an freien Tagen oder auch einmal im Urlaub, die heilsame Wirkung von acht Stunden Erholung oder Freizeit auszuprobieren. Ob Sie selbst musizieren oder Musik hören, spazieren gehen, Freunde besuchen, ins Museum oder in den Zoo oder zu einem Vortrag gehen – oder einfach nur Urlaubsbilder sortieren –, es geht darum, etwas nur für sich selbst zu tun: ganz ohne schlechtes Gewissen und mit vielen Stunden Zeit. Sie glauben nicht, wie erholsam diese »Auszeit« für Ihren Körper ist: Atmung und Stoffwechselgeschehen, Blutdruck und Herzfrequenz normalisieren sich. Und die Mitochondrien müssen einmal keine »Überstunden« machen.

Mein Rat: Halten Sie sich diesen Idealzustand 8:8:8 hin und wieder vor Augen und überlegen Sie, ob Sie ihm nicht doch näher kommen können – vielleicht, indem Sie auf Dinge freiwillig verzichten, die Sie im Grunde nicht für sich, sondern um der Gewohnheit willen machen. Bedenken Sie: Keiner wird es Ihnen danken, wenn Sie krank sind. Wir leben in einer Zeit, in der jeder ersetzbar ist. Dieser Gedanke soll Sie nicht erschrecken, sondern Druck von Ihnen nehmen: Sie müssen die Firma/Familie nicht täglich (!) retten. Es geht auch einmal ohne Sie. Probieren Sie es doch einfach einmal aus

Energie erneuern durch Sport

Ich selbst bin begeisterte Sportlerin … Doch im Lauf meiner langen Praxisjahre habe ich gelernt, dass nicht jeder mit derselben Leidenschaft wie ich an körperlicher Bewegung interessiert ist. Ich bin immer wieder erstaunt zu hören, wenn mir eine Patientin oder ein Patient erklärt, dass Sport sie nicht erfrischt, sondern belastet und anstrengt. Für mich ist das immer ein Alarmsignal, das mir sagt, dass hier bereits eine Schädigung der Mitochondrien vorliegt.

Sport – und ich meine nicht Leistungssport, denn der setzt unsere Mitochondrien zusätzlich unter Stress (siehe Seite 69) – ist in Kombination mit einer gesunden Ernährung die beste Möglichkeit, Ihre Mitochondrien mit frischer Energie zu versorgen. Und ganz nebenbei ist Sport die beste Vorsorge gegen jede Erkrankung unserer Wohlstandsgesellschaft, er beugt zuverlässig Übergewicht, Fettstoffwechselstörung, Diabetes und Bluthochdruck vor.

Ausdauer macht fit

Die Ausdauersportarten verfolgen ein wirksames Vorsorgeprogramm auf mehreren Ebenen:

Sie verlieren überschüssige Pfunde – oder entwickeln sie gar nicht erst! Ausdauersport ist Herzschutz. Mit den geeigneten Sportarten bringen Sie auch einen gestörten Fettstoffwechsel wieder ins Lot. Dabei sind gerade die Ausdauersportarten so wenig aufwendig. Sie müssen sich nicht einmal schick anziehen und Mitglied in einem Fitnesscenter werden. Schon zügiges Spazierengehen oder Radfahren genügen. Es wäre so einfach: Dreimal wöchentlich 30 Minuten Ausdauertraining (besser noch fünfmal wöchentlich 45 Minuten) und Sie profitieren von allen Vorteilen, die Sport für Sie bereithält – wie ein Leben, das

Ihnen leichter fällt, weil Sie ihm körperlich und mental besser gewachsen sind. Spaziergänge an der frischen Luft, egal bei welchem Wetter, machen Geist und Körper fit und lassen Licht und Sonne auf die Haut und ins Herz scheinen: Was den Körper stärkt, lockert die Seele. Deshalb stimmt Sport optimistisch. Wenn Sie einen Sport regelmäßig machen, verbessert sich Ihr Körperbewusstsein von ganz allein. Bewegung steigert das Selbstwertgefühl und schafft eine Voraussetzung für richtiges Abschalten. Körperliche Aktivität kann heute als Medikament gegen Stimmungsschwankungen gesehen werden und wird auch bei Depressionen empfohlen.

Wichtige Gründe, um Sie von der Couch zu holen
Es muss nicht immer Sport sein – so mancher ist ja schon auf das Wort »allergisch« –, aber jede Form von Bewegung, die Ihnen Freude bereitet, das kann Tanzen ebenso sein wie Yoga, tut Ihrem Körper nachweislich gut. Und nicht nur ihm! Hier die ganzheitlichen Vorteile, von denen Sie rundum profitieren:
> Fettschmelze in den Muskeln
> Herzschutzmittel
> Mehr Sauerstoff
> Stabiles Knochengerüst
> Aktiver Stoffwechsel
> Bessere Blutfettwerte
> Power für die Abwehr
> Trimm-dich für die grauen Zellen
> Mehr Stressresistenz
> Bessere Laune

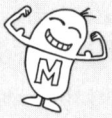

Warum die Mitochondrien Ausdauersport lieben

Unsere Mitochondrien haben mit uns schon seit Jahrmillionen gelebt. Sie haben uns durch die frühsten Formen des Menschseins begleitet, haben im Körper der Neandertaler ebenso etwa sechs Kilogramm Gewicht ausgemacht wie im schlankeren und geistig wohl beweglicheren Homo sapiens. Sie haben uns Energie gegeben, um gegen Säbelzahntiger zu kämpfen, die Eiszeit zu überleben und auch alle anderen Wechselfälle unserer eigenen Menschheitsgeschichte zu bestehen. Die ganze Zeit über waren wir Menschen in Bewegung, und deshalb können sich die Mitochondrien nicht innerhalb kürzester Zeit an ein Leben im Sessel und vor dem Fernseher gewöhnen. Mitochondrien brauchen Sport und maßvolle körperliche Anstrengung, um gesund zu bleiben. Und Sie unterstützen Ihren Körper durch ein uraltes Programm, mit dem Sie Ihre Leistungsfähigkeit auf gesunde Weise und viel besser erhöhen als mit allen anderen Maßnahmen.

Die Anzahl der Mitochondrien erhöhen

Es ist bewiesene Tatsache, dass Ausdauertraining nicht nur die Anzahl der Mitochondrien in den Muskelzellen erhöht, sondern auch noch deren Leistungsfähigkeit! Damit startet eine Spirale ins Positive: Je mehr der kleinen Kraftwerke in den Zellen zur Energiegewinnung zur Verfügung stehen, desto effektiver verbrennen Sie Fett. Als Nächstes steigt die maximale Sauerstoffaufnahme um bis zu 20 Prozent und somit auch der Kalorienverbrauch. Im Grunde ist es eine leicht nachvollziehbare Kettenreaktion, bei der Sie »automatisch« schlanker werden:

> Eine klare Sache: Wer mehr Muskeln besitzt, hat einen höheren Energiebedarf, denn jedes Pfund Muskelmasse benötigt täglich 35 bis 45 Kalorien für seinen eigenen Stoffwechsel – das summiert sich und kurbelt so die Fettverbrennung an.

> Überraschung: Der Körper verbrennt umso mehr Fett, je geringer er belastet wird! Wenn Sie ganz in Ruhe ein Stück gehen, holt sich der Körper seinen Fettbedarf aus freien Fettsäuren. Je intensiver die Belastung wird, desto weniger trägt Fett zur akuten Energiegewinnung bei. Wenn Sie also einen anstrengenden Leistungssport machen, ignoriert Ihr Körper das Fett einfach und holt sich stattdessen Traubenzucker aus den Glykogenspeichern Ihrer Muskeln. Damit haben Sie zwar schneller Energie zur Verfügung, verbrennen aber kein Fett, denn die Energiegewinnung aus Fett ist aufwendiger und zeitintensiver.

> Kleine Portionen beim Essen plus ein Mehr an Bewegung sind das unschlagbare Duo, wenn es darum geht, schlanker zu werden: Um Ihren Körperfettanteil abzubauen, ist die Energiebilanz entscheidend. Ob Ihr Körper an seine Speckreserven geht oder nicht, macht er einzig und allein von der Energiebilanz abhängig: Wenn diese negativ ist, kommen Sie von den Kilos herunter. Wenn Sie mehr Kalorien verbrauchen, als sie aufnehmen, bedient sich der Körper an seinen Reserven für schlechte Zeiten und baut so sein Fett ab. Und zwar nicht erst nach einer halben Stunde. Zur Energiegewinnung verbrennt unser Körper permanent neben Kohlenhydraten auch Fett – nur ist das Verhältnis geändert.

> Was wenige wissen: Es gibt noch einen Nachbrenneffekt. Wenn Sie bereits Ihre Sportschuhe ausgezogen haben, läuft der Energiestoffwechsel noch auf Hochtouren eine geraume Zeit weiter. Er sorgt für vermehrte Kalorienverbrennung zur Bereitstellung neuer energiereicher Phosphate und hilft praktisch, wenn Sie schon wieder auf der Couch sitzen, beim Abnehmen.

Mehr Gesundheit fürs Herz

Ausdauersport ist eine rezeptfreie und ohne Nebenwirkung vorbeugende Therapie von Herzbeschwerden. Forschungen haben ergeben, dass bereits mäßige Bewegung das Infarktrisiko deutlich senkt. Wieso ist das so?

> Beim Sport wird die Durchblutung verbessert, dadurch bekommt jede einzelne Zelle im Organismus mehr Sauerstoff – vor allem aber der Herzmuskel und die Mitochondrien.

> Die erhöhte Durchblutung gewährleistet einen besseren Schutz gegen Arteriosklerose.

> Der Blutdruck wird durch Ausdauertraining in gesunde Bahnen gelenkt: Zu hoher Blutdruck wird gesenkt und zu niedriger erhöht.

> Die Herzfrequenz wird durch die Bewegung erhöht, was enorm wichtig ist, um schnell auf veränderte Anforderungen zu reagieren.

> Durch den regen Blutfluss erhöhen sich die Zahl der roten Blutkörperchen und die Leistungskraft unseres Gehirns. Konzentrationsvermögen, Reaktionsvermögen und Auffassungsgabe werden beschleunigt. Was besonders die Hirnzellen brauchen, um spielend Leistung zu bringen, ist wieder Sauerstoff, der durch eine gute Durchblutung bereitgestellt wird.

> Was Ihre Füße Schritt für Schritt bewirken, macht sich auch im Oberstübchen positiv bemerkbar! Mit der körperlichen Fitness steigt auch die geistige. Je trainierter der Körper ist, umso ökonomischer kann Ihr Herz arbeiten. Die wachsende Kondition und Leistungskraft, die Sie entwickeln, schont Ihren Herzmuskel und setzt die Wahrscheinlichkeit eines Störfalls massiv herab.

Regelmäßig trainieren wirkt Wunder

Nun nützt es aber nichts, nur hin wieder einmal die schöne Umgebung zu Fuß zu erkunden oder im Frühling und im Herbst ab und an einmal eine Radtour zu machen. Erst das regelmäßige Training zeigt die Wirkung, die Ihrem Körper guttut.

> Regelmäßige Bewegung vergrößert das Lungenvolumen: Das verbessert die Lungenfunktion, und Ihr Organismus kann eine größere Sauerstoffmenge verarbeiten.

> Für unser Gerüst: Bewegung regt den Stoffwechsel in den Knochen an. Eine bessere Mineralstoffversorgung macht ihn beweglicher und belastbarer. Regelmäßiges Training baut die Knochenmasse auf und wirkt vorzeitigem Abbau entgegen. Sport ist also auch eine Vorbeugung bei Osteoporose.

> Durch regelmäßiges Training können Sie die Blutfettwerte optimal regulieren: Forschungen haben gezeigt, dass aerobes Training die Konzentration der Blutfettwerte günstig beeinflusst.

> Zügiges Gehen kann Triglyceride senken und HDL und LDL und die Cholesterinwerte in ihrem Blut unter Kontrolle halten, das schädliche LDL-Cholesterin senken und das positive HDL-Cholesterin erhöhen. Wichtig ist natürlich, sich entsprechend zu ernähren, d.h. die richtigen Fette zu sich zu nehmen.

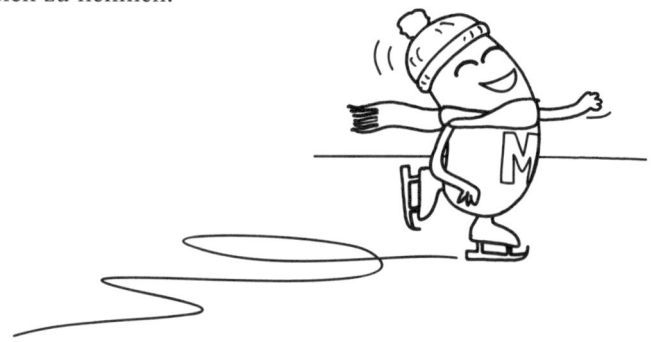

Sport und Ihr Immunsystem

Mit Sport kann man dem Immunsystem tüchtig unter die Arme greifen. Regelmäßige Bewegung erhöht die Zahl und Aktivität der natürlichen Killerzellen zur Bekämpfung von Viren und Tumorzellen. Außerdem steigert Sport die Aktivität der Makrophagen/Fresszellen gegenüber Bakterien, es wird die Bildung von weißen Blutkörperchen/Lymphozyten angekurbelt. Es führt auch zur vermehrten Produktion von Antikörpern (Immunglobulin A).

Noch eine gute Nachricht für alle, die (zu) oft unter Erkältungen leiden: Körperliche Aktivität sorgt dafür, dass Ihr Körper seine Temperatur besser regeln kann und somit abgehärtet wird.

Stress abbauen durch Entspannung

Der übelste Energieräuber ist Stress. Stress, das werden Sie schon oft gelesen haben, war ja einmal eine sehr sinnvolle Reaktion, die den Steinzeitmenschen befähigte, in einer Gefahr sofort zu reagieren (fight oder flight: Kampf oder Flucht). Der Anblick eines Feindes oder Raubtieres bewirkte einen sofortigen Energiekick: Stresshormone wurden ausgeschüttet, Puls, Blutdruck, Blutzucker und Blutfette fuhren hoch, die Muskelspannung stieg rapide, und der ganze Körper war in Sekundenschnelle kampf- oder fluchtbereit. Kampf oder Flucht waren extrem anstrengend und so in der Lage, den unnatürlichen Stresszustand rasch wieder abzubauen.

Wir Menschen heute können uns in Stresssituationen nicht bewegen und so abreagieren. Während unser Körper Vollgas gibt, steigen Vernunft und gute Erziehung stärker auf die Bremse, und so wird die Spannung in uns immer größer.

Stressauslöser ist auch heute noch das plötzliche Auftauchen eines tatsächlichen oder imaginären »Feindes«, wie auch immer er sich darstellt: der Berg an Arbeit, der Chef, der Druck im Job, die Termine im Alltag etc. Imaginäre Stressauslöser starten das Kopfkino, unsere Gedanken drehen sich, wir basteln uns Katastrophenfilme, die dann denselben Stress auslösen können wie ein tatsächlich anwesender »Feind« oder wie früher der Säbelzahntiger.

Stress – ein ganzheitliches Problem

Sosehr uns die Wissenschaft oft hilft, manchmal führt sie uns mit Ihren Erkenntnissen auf Abwege. So ist das beim Stress. Denn nicht ein Schockerlebnis und die folgenden Reaktionen, wie steigender Blutdruck und erhöhte Herzfrequenz, stressen uns auf Dauer. Was uns belastet, ist, dass wir den Stress nicht loswerden können und stattdessen in ein ganz bestimmtes inneres Erleben verfallen, das man als negative Denkspirale bezeichnen kann. Wissen Sie, was ich meine? Nehmen wir als Beispiel das Wetter: Was machen wir, wenn das Wetter schlecht ist? Wir können schimpfen und klagen. Doch was hilft es? Nichts. Ebenso verhält es sich mit Anforderungen, die an uns gestellt werden. Wir alle kennen folgende negative Gedankenspirale: »Das muss ich heute noch erledigen, egal was kommt … Ich muss es sofort tun … Ich ertrage diese Hektik und Hetzerei eigentlich nicht mehr … ich kann meinen Job, meine Familie, meinen Alltag so nicht mehr aushalten …«

Solche Gedanken setzen uns unter enormen Druck – und das erzeugt Stress. Es ist also nicht die Anforderung, die uns stresst, sondern unser Umgang damit.

Aktiv dem Stress begegnen

Sie wissen es selbst: Menschen, die das Wetter ganz ruhig betrachten, kleiden sich entsprechend und achten darauf, dass ihnen Regen, Wind und Kälte nicht die Laune verderben. Wir können nicht nur lernen, mit schlechtem Wetter umzugehen, sondern auch mit Dingen, die uns stressen. Ganz wichtig ist, dass wir uns Zeit für die Stressbewältigung nehmen und die Kontrolle nicht verlieren, denn ob wir ein Ereignis als unkontrollierbar, also als stressig erleben, bestimmen wir letztendlich selbst!

Oxidativer Stress

Aber wie kann z. B. Stress mit dem Partner den kleinen Mitochondrien in den Körperzellen schaden? Um das wirklich zu verstehen, brauchen wir jetzt unser Wissen über die Zellatmung: Sie kann nur stattfinden, wenn Sauerstoff in den Zellen und Mitochondrien vorhanden ist. Damit dieser Sauerstoff für die Energiegewinnung genutzt werden kann, muss das Mitochondrium ihn sozusagen »anschubsen«, aktivieren oder, wie der Biochemiker sagen würde, ihn reaktionsfähig machen. Man bezeichnet solche besonders reaktionsfreudigen Stoffe als Radikale (Superoxid-, Peroxid- und Hydroxyl-Radikale). Werden sehr viele Radikale gebildet – und sind gleichzeitig zu wenig Antioxidantien unterwegs –, richten die freien Radikale eine Menge Schaden an: Sie machen Erbinformation, Proteine, Enzyme und Zellmembranen kaputt. Dazu müssen sie nur an diese zellulären Strukturen andocken. Chemisch gesehen ist jede Reaktion mit Sauerstoff eine Oxidation. Man kann sagen: Die Zellen stehen unter permanentem oxidativen Stress. Wie das mit Ihren akuten Problemen zusammenhängt? Wenn

Sie der Anblick Ihres Partners stresst, fährt das gesamte Stressprogramm hoch, und die Mitochondrien produzieren geradezu panisch immer mehr Energie, sodass sie immer mehr Sauerstoff und Glukose aufnehmen. Und je höher der Sauerstoffanteil ist, desto mehr Sauerstoffradikale entstehen.

Bewusst gegensteuern

Wir Menschen von heute haben es in aller Regel nicht mit Raubtieren und bis an die Zähne bewaffneten Gegnern zu tun. Was uns attackiert, sind subtilere Dinge und »normale« Begebenheiten wie das schlechte Wetter oder die werten Arbeitskollegen …

Man kann lernen, mit diesen »modernen« Stressoren umzugehen. Seien Sie clever, nutzen Sie Ihren Verstand – und probieren Sie in der nächsten Stressfalle einfach dieses Schema aus:

Wenn Sie sich bei Gedanken ertappen, die Druck erzeugen, ändern Sie Ihre aktuelle Position. Sehen Sie z.B. auf oder drehen Sie den Schreibtischstuhl um. Am besten ist es, ein paar Schritte zu gehen. Dann atmen Sie tief durch und schalten gedanklich einen Gang herunter. Sagen Sie sich: »Eins nach dem anderen. Ich kriege es hin und bleibe ruhig.«

Solche positiven Selbstgespräche können sehr hilfreich bei der Bewältigung von Stress sein. Üben Sie diese einfachen Reaktionen ein. Sagen Sie sich vor allem den Satz: »Ich kriege es hin und bleibe ruhig«, so lange, bis Sie ihn glauben. Sie haben doch bisher Ihr Leben auch gemeistert! Nutzen Sie den Schatz Ihrer Lebenserfahrung. Stressabbau beginnt damit, dass Sie stresserzeugende Gedanken hinterfragen, korrigieren, sich selbst innerlich entschleunigen und psychisch aufbauen.

Darf man auch mal gar nichts tun?

In unserer Gesellschaft gibt es viele ungeschriebene Gesetze. Eines, das sich sehr negativ auf uns auswirkt, ist die »Verabredung«, dass man stets Leistung erbringen muss. Ständig, den ganzen Tag und rund um die Uhr sollte man in Bewegung und zu irgend etwas Nütze sein. Nicht aktiv zu sein gilt als moralisch verwerflich. Kennen Sie das schlechte Gewissen, wenn Sie einfach mal gar nichts tun? Oder gehören Sie zu den rühmlichen Ausnahmen, die Pausen, Warte- und Fahrzeiten nutzen, um sich zu erholen? Können Sie das (noch) – oder nehmen auch Sie sofort das Handy zur Hand und geben sich dem Anschein hin, wichtig, nützlich und aktiv zu sein?

Dabei sind diese Zeiten Ihre besten Verbündeten, um sich bewusst zu »entstressen«: Sie müssen nur umdenken, denn in diesen »geschenkten« Zeiten haben Sie die Möglichkeit, Ihre Batterie wieder aufzuladen.

Der Würgegriff der »anderen«

Man hat herausgefunden, dass Menschen, die zehn oder zwölf Stunden am Tag etwas tun, das ihnen wirklich Freude macht und bei dem sie einen Erfolg unmittelbar erleben, sich nicht gestresst fühlen. Obwohl die Arbeitsbelastung oft immens ist. Woran liegt das?

Wir sprechen seit Neuestem von »gefühlter Temperatur« oder »gefühlter Zeit«. Offensichtlich gibt es auch »gefühlten Stress«, also die eine rein subjektive Wahrnehmung. Wenn diese uns Stress signalisiert, so liegt es sehr oft daran, dass wir etwas tun müssen, das wir selbst eigentlich gar nicht wirklich wollen. Wenn in Ihrem Leben nicht Sie bestimmen, ob etwas wichtig ist und ob Sie es tun sollen – dann sind Sie fremdbestimmt.

Ein kleiner Test zu Weihnachten: Wenn Sie das Fest als etwas einstufen, das Sie unbedingt feiern wollen, weil es Ihnen wichtig ist, wird es Sie längst nicht so mitnehmen wie Ihre Nachbarin, die Weihnachten ablehnt, aber kocht und bäckt und dekoriert und einkauft und Geschenke besorgt, weil ihr Mann das so will.

Wir wissen heute, dass Stress immer dann entsteht, wenn wir die Kontrolle über uns verlieren: Wenn Sie also mit Aufgaben konfrontiert sind, die Sie als Forderungen anderer an Sie erleben, entsteht ein immer stärkerer Druck, der Sie stresst. Gut zu wissen: Es hängt von Ihrer persönlichen Bewertung des Ereignisses und der Einschätzung Ihrer Fähigkeiten ab, wie Sie mit einer Situation fertigwerden.

Die Stressfalle im Kopf

Spätestens, wenn Sie spüren, dass Sie in Stress geraten – noch besser einfach einmal in einer ruhigen Minute –, sollten Sie sich diese Fragen stellen, um zu erkennen, wie selbstbestimmt Sie sind und handeln:

> Könnte ich meine Arbeiten delegieren?

> Habe ich zu perfektionistische Anforderungen an mich?

> Wäre es möglich, mich emotional etwas herunterzuschrauben?

> Könnte ich mir nicht mehr Luft zwischen den Terminen einräumen, damit ich nicht so gehetzt von einem zum anderen renne?

> Wäre es nicht schlau, unterscheiden zu lernen, was wirklich wichtig ist und was noch Zeit hat, damit ich es in Ruhe erledigen kann?

> Was könnte ich tun – ohne meine Arbeit zu vernachlässigen –, dass ich mich für die nächste Aufgabe fit mache?

Stressabbau durch Entspannung

Nichts tun und nur auf dem Sofa liegen löst das Problem nicht, leichte Bewegung jedoch, die anstrengt, ohne zu überfordern, baut die Spannung, die sich in Körper und Seele manifestiert hat, ab. Leistungssport ist hier ungeeignet, da er wiederum negativen Stress erzeugt.

Sanfte Sportarten, die dem individuellen Leistungsstand entgegenkommen, sind Gehen, Schwimmen, Fahrradfahren oder Joggen. Regelmäßiges Körpertraining steuert schädlichen Stressfaktoren langfristig besser entgegen als alles andere, da Bewegung Adrenalin und Stresshormone auf die natürlichste Weise abbaut …

Entspannung ist die andere Ebene, die wir dringend brauchen, um unserer Gesundheit Rechnung zu tragen. Es gibt zwei Arten von Entspannung, die aktive und die passive. Die passive ist, sich beispielsweise vor dem Fernseher hängen und berieseln zu lassen, diese Art ist aber für den Stressabbau nicht geeignet. Die aktiven Methoden, die dem Stress wirklich die Stirn bieten, sind neben vielen anderen z. B. Yoga, Progressive Muskelentspannung nach Jacobsen, autogenes Training, Tai-Chi oder Qigong.

Welche Technik Sie selbst zur Ruhe bringt und Ihnen hilft aufzutanken, ist ganz Ihren eigenen Vorlieben überlassen. Meist reicht auch schon das tägliche Zurückziehen aus, um durchzuatmen. Nehmen Sie sich einfach fünf Minuten Zeit am Tag, und sei es im Büro oder auf der Zugfahrt zum nächsten Termin. Hören Sie Musik, die Ihnen guttut, atmen Sie mit Blick auf etwas Grün tief durch, träumen Sie mit geschlossenen Augen vor sich hin, denken Sie an schöne Dinge, an den Urlaub, an liebe Menschen oder kraftschenkende Erinnerungen. Verschiedene Techniken der Entspannung sind erlernbar und schenken lang anhaltend Stärke und innere Stabilität.

Yoga – Entspannung für jedermann

Diese fernöstliche Technik ist heute in aller Munde und für viele Lebenssituationen anwendbar. Es gibt Yoga fürs Büro, für Schwangere, für Kinder und Senioren. Je nach Alter und Fitness lassen sich die verschiedenen Übungen an Ihre persönlichen Bedürfnisse anpassen. Einmal in einem Kurs erlernt, haben Sie eine wunderbare Möglichkeit an der Hand, körperliche wie seelische Entspannung zu erlangen.

Progressive Muskelentspannung nach Jacobson

Bei dieser Entspannungstechnik werden verschiedene Muskelgruppen zunächst angespannt und dann »losgelassen«, um es sehr vereinfacht auszudrücken. Besonders Kinder lieben diese Methode, da man nicht nur »Ruhe geben muss«, um ruhig zu werden, sondern auch Spannung in den Körper bringen darf.

Autogenes Training

Hierfür bedarf es schon einiger Übung, aber der Lohn macht die Mühe wett. Sie erreichen für den Körper wirklich tiefe Entspannung, indem Sie mit sich selbst »ins Gespräch kommen«. Ihr Körper lernt mehr und mehr, wie auf Knopfdruck »runterzufahren«, wenn Sie es benötigen. Bei der sogenannten Autosuggestion werden Gedanken oder vorformulierte Sätze – wie etwa: »Meine Arme sind ganz schwer!« – für längere Zeit wiederholt und eingeübt, bis sie zum festen Bestandteil Ihres Unterbewusstsein geworden sind.

Tai-Chi und Qigong

Tai-Chi ist eine Form des Schattenboxens und beugt Blockaden der Lebensenergie vor. Neben erhöhter Konzentrationsfähigkeit, innerer Ruhe und psychischer Stabilität verhilft das regelmäßige Training außerdem dazu, die Muskelkraft und Dehnbarkeit zu stärken.

Beim Qigong werden besonders die Konzentrationsfähigkeit und das achtsame Tun trainiert. Durch die langsam ausgeführten Bewegungen wird verbrauchte Energie aus dem Körper ausgeleitet und frische aufgenommen. Der Körper entspannt sich und kommt zur Ruhe.

Meditation – Hilfe in vielen Lebenslagen

Alle Körpertherapien wie auch Fantasiereisen sind wunderbar dazu geeignet, uns bei Stress zu unterstützen. Doch nach meiner Erfahrung ist Meditation das beste Mittel, um sich ganzheitlich zu »entstressen« und zu innerer Ausgeglichenheit zu gelangen.

Königsweg aus der inneren Unruhe

Bei Meditationen geht es essenziell darum, loszulassen – was nicht immer einfach ist. Denn wir Menschen geraten ganz zwangsläufig in innere Unruhe, sobald wir fühlen oder wissen, dass eine Veränderung ansteht. Unruhe führt ganz natürlich zu körperlicher und psychischer Anspannung. Was für unsere Mitochondrien bedeutet, ein Mehr an Leistung zu erbringen. Dauert der Zustand zu lange an, gleiten wir täglich mehr in Stress – und dem Abrutschen in Erschöpfung, Burn-out oder Depression sind Tür und Tor geöffnet, wenn wir nicht energisch gegensteuern.

Warum Aufmerksamkeit so wichtig ist

Durch Meditation schulen wir unsere Aufmerksamkeit, unsere Achtsamkeit. Meditation heißt, sich ganz und gar wahrnehmen zu lernen. Aufmerksamkeit ist wie ein Bollwerk gegen Stress – warum? Weil sie uns zu einer anderen Wahrnehmung führt:

Statt das normale Leben als langweilig zu empfinden – jeden Tag aufstehen und arbeiten, die gleiche Frau, der gleiche Mann, die eingespielten Abläufe, die eingefahrene Art der Kommunikation –, lehrt uns Achtsamkeit, wieder zu sehen, was wirklich geschieht. Wer achtsam ist, erkennt: 1000 Dinge sind jeden Tag neu in meinem Leben! Und so wird das eigene Leben wieder wertvoll. Und wer ein wertvolles Leben lebt, dem ist nicht langweilig.

Man braucht keine Abenteuer und keinen Stress. Alkohol, Drogen, ein verlockender Seitensprung, übermäßiger Reichtum und Macht – all das verliert seinen Reiz. Stattdessen erhalten Menschen, die achtsam mit sich und anderen umgehen, echte und aufrichtige Anerkennung von außen. Erfolg, innere Kraft und gute Beziehungen entstehen in der Ruhe. Wir kommen zu uns selbst und können die Erfüllung unserer wirklichen Bedürfnisse erleben.

Kann Meditation depressiv machen?

Patienten erzählen mir immer wieder, sie hätten gehört, dass Meditation negative Gefühle hervorrufen und sogar zu Depressionen führen kann.

Ich erkläre dann immer die tieferen Zusammenhänge: Wut, Angst und Verzweiflung werden nicht erst durch Meditation erzeugt, sie sind schon immer da. Weil wir aber durch das Meditieren achtsamer werden, dringen diese negativen Gefühle tiefer in unser Bewusstsein. Das wiederum ist sehr gut und heilsam, denn nur so können wir lernen, damit besser umzugehen. Dieser Prozess ist für die Gesundung ganz entscheidend, denn wenn wir uns nicht auch mit unseren negativen Gefühlen auseinandersetzen, macht uns das auf Dauer krank. All das Negative, was beim Meditieren aufsteigen mag, hat seinen Hintergrund. Es ist das Lernfeld, das sich vor Ihnen und für Sie auftut.

Jeder, der sich auf diese Reise begibt, wird verstehen lernen, was es mit den negativen wie auch positiven Emotionen auf sich hat. Wir Menschen lernen am intensivsten über negative Erfahrungen: Wir brauchen sie sogar, um Mut und Kraft für einen unbekannten neuen Weg zu entwickeln.

Das Negative ist ein Teil des Lebens. Dramen kommen und gehen. Doch der, der dieses Auf und Ab erkennt, hat große Chancen, alles zum Guten zu bringen. Aus der tiefen Weisheit dieses inneren Mechanismus entstanden die frühen griechischen Dramen, religiöse Weihespiele, die den Zuschauer mitnahmen zu den existenziellen Nöten der Helden – um ihnen Zuversicht und Kraft zu schenken, in ihrem eigenen Leben zu bestehen.

Über Schmerzen

Unser Körper ist seit der Kindheit an Schmerzen gewöhnt, doch Schmerz bedeutet eine ständige Anspannung der Zellen – also oxidativen Stress in den Zellen und so auch in den Mitochondrien. Wenn in der Meditation, also in tiefer Entspannung, Schmerz fühlbar ist, werden Sie erleben, dass der Körper versucht, diese Empfindungen »umzugestalten« – was wiederum eine große Entlastung für die Mitochondrien ist.

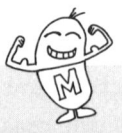

Finden Sie Ihre Themen!

Heute versucht man, das Thema Stress in der Psychologie anders anzugehen: Dazu gehört, dass man Negatives anders bewertet, um es besser einordnen zu können und von Anfang an einen anderen Zugriff darauf zu bekommen. Statt von Problemen spricht man heute lieber von »Themen«. Themen, wie die belastende Kindheit, die Beziehung zum Partner, die bestehende Krankheit etc. Es ist interessant, dass das Wort »Problem« eine ganz andere Reaktion auslöst als das Wort »Thema«. Ich arbeite viel mit meinen Patienten in Form von Gesprächen, und allein schon wenn man seine »Themen« ausspricht, entsteht eine neue Einstellung – durch die beginnende Verarbeitung und die daraus entstehende Sichtweise der Problematik.

SCHADEN
AN DEN MITOCHONDRIEN

Im manchen Sommernächten gelingt es uns, das Band der Milchstraße zu sehen, und es ist fast unmöglich, vor dem Glanz der Sterne kein tiefes Staunen zu empfinden. Haben Sie sich je gefragt, wie viele Sterne es in unserer Heimatgalaxie wohl gibt?

Astronomen haben nachgerechnet und sind auf die schwindelerregende Zahl von mehreren 100 Milliarden gekommen. Zu begreifen, dass unser Körper aus fast zehn Mal so vielen Milliarden Zellen besteht, die jeweils wiederrum 1500 bis 6500 Mitochondrien und mehr beherbergen, übersteigt unser menschliches Fassungsvermögen. Im Grunde ist es beruhigend, ein solches Geschwader an Kraftwerken in den Zellen zu haben und zu wissen, dass sie pausenlos und zuverlässig Energie produzieren. Beruhigend ist es auch, dass schon sehr viel passieren muss, damit die Zellen oder gar die Mitochondrien nicht mehr richtig arbeiten können.

Da wir in den Zellen aber keine Alarmanlagen haben, die losschrillen und uns alarmieren, wenn unsere Mitochondrien in Gefahr geraten, bemerken wir Schäden an unseren Energielieferanten erst, wenn es uns »irgendwie« schlecht geht. Gehen wir dann zum Arzt, sind wir verblüfft, wenn die Diagnose zuerst einmal lautet: Allergie oder »Vergiftung«.

Sie haben es sicher schon oft gehört und gelesen, dass ein

Teil unserer Krankheiten ganz lieblos als »Wohlstandskrankheiten« bezeichnet wird. Man reagiert darauf etwas ungehalten, denn Wohlstand ist schließlich das, was wir alle erstreben. Wieso soll Wohlstand also krank machen? Die Antwort ist immer wieder: Unser Körper, der sich im Verlauf der Evolution entwickelt hat, ist für das moderne Leben nicht gemacht. Leider entspricht das den Tatsachen und wird uns nicht nur in diesem, sondern vor allem im Kapitel »Hilfe durch Ernährung« noch weiter beschäftigen. Hier will ich Ihnen einen wesentlichen Faktor näherbringen, der unserem Körper überhaupt nicht bekommt – die zunehmende Umweltverschmutzung.

Unser Körper mitsamt den Mitochondrien hatte sich in den letzten Jahrmillionen – ebenso wie die Zellen und das gesamte Team der Zellorganellen – an die uns umgebende Natur angepasst. Unser Geist und unsere Emotionen reagieren auf das, was sie umgibt. Sie können diese Prozesse sehr wohl wahrnehmen, wenn Sie an einem schönen Tag irgendwo draußen im Freien sind. Steht man an einem herrlichen See oder am Meer oder lässt man seinen Blick über eine Berglandschaft, mit bewaldeten Höhenzügen im milden Licht der Dämmerung, gleiten, dann passt das Dichterwort: »Da geht mir das Herz auf.«

Nachweisbar lässt in der Natur der Stress nach – auch deshalb, weil wir uns auf einem ruhigen Waldweg einfach ganz anders benehmen und bewegen als morgens um 7.00 Uhr am Hauptbahnhof auf dem Weg zur Arbeit. Weitab von Alltagsfrust und Hektik atmet jeder tiefer, und der ganze Organismus kommt zur Ruhe. Für die Zellen in ihrer Gesamtheit, und damit auch für die Mitochondrien, heißt das, dass sie ebenfalls ruhiger und gründlicher arbeiten können.

Obwohl wir diese Zusammenhänge erforscht haben und auch intuitiv kennen, hat sich die Menschheit seit Ende des

Zweiten Weltkriegs zunehmend eine »unnatürliche« Umgebung geschaffen, die, von Industrieanlagen, Autos und Flugzeugen geprägt, beständig eine Fülle von chemischen Stoffen produziert. Die konventionelle Landwirtschaft arbeitet mit Düngern und Pestiziden auf meist anorganischer, also chemischer Basis. Die Chemie macht nicht vor der Haustür halt: Welcher Haushalt kommt ohne Reinigungsmittel, wer von uns ohne Pflegeprodukte und elektronische Medien aus? All diese Einflüsse greifen tief ins Körpergeschehen ein, stören die natürlichen Abläufe und beeinträchtigen die Situation in den Zellen so lange, bis auch die Mitochondrien geschwächt werden.

Stickstoffmonoxid

An einem Abend im Dezember 1998 betraten drei sehr schick gekleidete Herren das Stockholmer Schloss, um mit König Carl Gustav, Königin Silvia und einigen weiteren Mitgliedern der Familie Bernadotte zu Abend zu essen. Man kann lange raten, welche Themen bei diesem Dinner eine Rolle spielten, sicher aber hatten die drei Herren einiges von ihrer Arbeit zu berichten: Robert F. Furchgott, Louis J. Ignarro und Ferid Murad aus den USA waren wenige Tage zuvor mit dem Nobelpreis für Medizin ausgezeichnet worden. Wir hoffen, dass sie die Tage in der schwedischen Hauptstadt genossen haben, hatten sie doch zuvor einen nicht unbeträchtlichen Teil ihres Lebens damit verbracht, zum Thema »Stickstoffmonoxid als Signalmolekül im Herz-Kreislauf-System« zu forschen. In den langen Stunden im Labor konnten sie nachweisen, dass in den Mitochondrien bei der Herstellung von ATP (siehe Seite 43 ff.) ein Gas, nämlich Stickstoffmonoxid (NO), eine Schlüsselrolle spielt. Dass man dieses Gas überhaupt »dingfest« gemacht hat, ist ein Wunder der modernen Forschung, denn es existiert nur jeweils etwa zehn Sekunden lang!

Freund oder Feind?

Neugierig geworden, ging man nun daran, herauszufinden, welche Rolle Stickstoffmonoxid in den Zellen spielt. Was die Forscher entdeckten, ist verblüffend. Denn Stickstoffmonoxid ist so etwas wie der heimliche Dirigent im Orchester der Zellarbeit. Still und präzise gibt es die Impulse für den Stoffwechsel der Zelle: Es sorgt dafür, dass der vom Blut regelmäßig herangeschwemmte Vitalstoff-Trupp im Zytoplasma Stück für Stück erkannt wird und die einzelnen Elemente dorthin befördert werden, wo sie gebraucht werden.

> Es taktet die Herstellung und den Transport von Eiweißbausteinen für die Zellerneuerung, und vor allem greift es in die Atmungskette der Mitochondrien ein (siehe Seite 47 ff.), indem es den Sauerstoff, den sie für die Herstellung von Energie brauchen, aktiviert oder drosselt.

So weit, so gut, und wieder einmal können wir nur staunen, was sich völlig unbemerkt in unserem Körper abspielt. Doch wie im echten Leben draußen in der Welt, so ist es auch in den Zellen. Man hat Konkurrenz.

Es gibt ein zweites Unternehmen im Körper, das ebenfalls Stickstoffmonoxid herstellt. Und das sind die Elemente unseres Immunsystems, die sich darauf spezialisiert haben, eingedrungene Krankheitserreger unschädlich zu machen, die sogenannten Makrophagen oder »großen Fresser«. Solange sie Stickstoff nur als »Waffe« im Kampf z.B. gegen Bakterien produzieren, ist die Gesamtmenge des Stickstoffs im Körper in Balance. Offensichtlich haben aber die Makrophagen Probleme damit, Bakterien von Umweltgiften zu unterscheiden. Wenn der Cocktail aus Umweltgiften, Chemikalien oder Medikamenten im Blut zu hoch wird, starten die Makrophagen eine Riesenproduktion an Stickstoff. Als Folge gerät der Körper in einen Zustand ganz speziellen Aufruhrs, dem Mediziner den Namen »nitrosativer Stress« gegeben haben – Nitrogenium ist der lateinische Begriff für Stickstoff – und der nicht nur unser Team aus Zellorganellen, sondern vor allem unsere Mitochondrien völlig aus dem Takt bringt.

Nitrosativer Stress

Denken Sie noch einmal zurück an das Bild unserer Zelle als Planschbecken, gefüllt mit Zytoplasma, in dem der Zellkern und die Zellorganellen (Golgi-Apparat, endoplasmatisches Retikulum und Co.) fleißig arbeiten. Stellen Sie sich dann vor, dass Stickstoff die Form kleiner gelber Plastikenten hat, die nach und nach in immer größerer Zahl in die Zelle gepurzelt kommen.

Sobald die Zahl der »Stickstoffenten« eine bestimmte Menge übersteigt, gerät die Zelle unter Stress und schaltet den Stoffwechsel um. Und das geht so: Sie wechselt vom Sauerstoffstoffwechsel zur, im wahrsten Sinne des Wortes, »vorsintflutlichen« Gärung der Urzellen um (siehe Seite 37). Statt der Zuckereinheiten, mit denen die Mitochondrien Energie in ausreichender Menge herstellen können, entsteht nun Laktat. Das ist für die Mitochondrien kaum verwertbar, und so sinkt ihre Energieproduktion.

Im schlimmsten Fall, wenn die Stickstoffbelastung der Zelle so stark ansteigt, dass das Zell-Planschbecken von kleinen gelben Gummienten überfüllt ist, blockiert die Atmungskette komplett. Ist es einmal so weit, dass die Atmungskette der Mitochondrien zum Erliegen gekommen ist, ist das mit einem

Super-GAU zu vergleichen: Denn diese Schäden an den Mitochondrien sind irreparabel. Als Folge werden entweder keine neuen Mitochondrien gebildet, oder die geschädigten Mitochondrien vermehren sich weiter. Wird eine Frau mit erkrankten Mitochondrien schwanger, gibt sie diese Mitochondrien an ihr Kind weiter.

Zusammengefasst kann man festhalten, dass Schwermetalle und andere Umweltgifte unmittelbare Schäden bei Mitochondrien auslösen: Sie hemmen die Atmungskette bis hin zum vorzeitigen, nicht geplanten Tod der ganzen Zelle (Nekrose).

Nikotin

Zum Teil kennt jeder von uns die Gifte, die sich wie Schiffe einer feindlichen Armada in unserem Organismus befinden. Wir wissen, dass Putz- und Waschmittel Chemikalien enthalten. Wir kennen einige Nahrungsmittelzusatzstoffe wie Schmelzsalze, Geschmacksverstärker, Verdickungs- oder Geliermittel, und wir wissen auch, dass Medikamente, die wir ständig einnehmen, Wirkstoffe enthalten, die schädliche Nebenwirkungen haben. Sie alle sind ein Teil des Heers von Umweltgiften und Toxinen, die uns tagtäglich bombardieren.

Nikotin ist eines davon, was uns allen wohlbekannt ist, und wir wissen sehr genau, was es anrichtet. Sieht man sich Filme aus den 70er- und 80er-Jahren an, ist man richtig verblüfft, mit welcher Selbstverständlichkeit damals geraucht wurde. Der Glimmstängel, lässig im Mundwinkel gehalten, war geradezu ein Synonym für ultimative Coolness. Aus heutiger Sicht ist es geradezu schockierend zu lesen, dass noch 1999, nach den Angaben des Statistischen Bundesamtes, 145 Milliarden Zigaretten in Deutschland verkauft und natürlich geraucht wurden –

und das pro Jahr! 2014 waren es dagegen »nur« noch rund 79,5 Milliarden. Dieser Wert ist immer noch erschreckend, denn Rauchen ist unter allen Risikofaktoren für chronische Krankheiten und Todesfälle der einzig vermeidbare. Im Grunde wissen wir es ja: Neben verschiedenen Krebsarten, wie Lungenkrebs, löst Rauchen vor allem Herz-Kreislauf-Erkrankungen aus.

Rauchen und seine Folgen

Nikotin ist ein Nervengift: Atmet man – ob aktiv oder passiv – Zigarettenrauch ein, erreicht das enthaltene Nikotin in Sekundenschnelle die Nervenbahnen und feuert die Botenstoffe (Neurotransmitter) im Gehirn zu einer Stimmungsaufhellung an. Und schon fühlt man sich als Raucher wohler! Allerdings lässt die Wirkung sehr schnell wieder nach. Wenn sich Spannung und Unruhe wieder aufgebaut haben, braucht man wieder eine neue Zigarette. Und bereits jetzt ist man mittendrin im Teufelskreis.

Nikotin senkt das Hungergefühl, und viele meinen, dass sie sich mit einer Zigarette in der Hand besser konzentrieren können. Wissenschaftler sehen das anders. Erinnern Sie sich noch an Ihre erste Zigarette: Vermutlich haben Sie, wie praktisch jeder Neuling, gehustet. Vielleicht ist Ihnen auch schwindelig geworden – denn wer raucht, behindert seine Atmung. Und wenn der Sauerstoff knapp wird, fehlt den Mitochondrien die wichtigste Basis, um die Atmungskette ungehindert am Laufen halten zu können. Zusätzlich ist der ganze Körper in einer Art Alarmzustand: Die Blutgefäße verengen sich, Blutdruck und Herzfrequenz steigen. Magen und Darm sind besonders aktiv, der ganze Stoffwechsel wird angeregt. Nikotin ist zwar in der zugelassenen Höchstmenge von einem Milligramm pro Zigarette nicht gesund, aber auch nicht gefährlich. Weit gefährlicher

sind die fast 4000 (!) weiteren Inhaltsstoffe der harmlos ausse-
henden weißen Stäbchen. Zu ihnen gehören Schwefeldioxid,
Stickoxid, Benzol, Formaldehyd, Ammoniak – ein Mix, den so
niemand freiwillig zu sich nehmen würde, denn er enthält mit
Formaldehyd mindestens einen Stoff, der Krebs erregen kann.

Helfen Sie sich selbst!

Falls Sie noch rauchen, habe ich eine gute Botschaft für Sie:
Wenn Sie es noch dieses Jahr aufgeben, senkt sich dank der
mögliche Zellerneuerung und der Selbstheilungskräfte Ihres
Körpers das Risiko, an Lungenkrebs zu erkranken, nachweislich! Außerdem spüren Sie selbst, dass der schale Geschmack
im Mund weicht und Sie wieder ein feineres Gespür für Aromen haben. Sie können wieder Treppen steigen, ohne gleich aus
der Puste zu kommen, und selbst hartnäckiger Raucherhusten
verebbt mit der Zeit. Und man sieht es Ihnen auch an, dass Sie
wieder gesünder leben: Ihre Gesichtsfarbe ist frisch, und selbst
die typischen Verfärbungen an den Fingern verblassen.

So heilt der Körper sich selbst

Es gibt eine international anerkannte »Skala des Besser-
fühlens« nach der letzten Zigarette:

> 20 Minuten später: Der beschleunigte Herzschlag und
der erhöhte Blutdruck fangen an, sich zu normalisieren.

> Zwölf Stunden später: Das Kohlenmonoxid-Niveau in
Ihrem Blut normalisiert sich.

> Zwei Tage später: Ihre Geschmacksnerven erholen sich,
der Geruchssinn kehrt langsam zurück.

> Zwei Wochen bis drei Monate später: Ihr Körper wird
wieder besser durchblutet, und Ihre Lungenfunktion
steigert ihre Kapazität.

> Ein bis neun Monate später: Der Raucherhusten und die Kurzatmigkeit lassen nach, und die Schleimhäute Ihrer Atemwege haben sich so weit regeneriert, dass sie Krankheitserreger wieder besser abwehren können.
> Ein Jahr später: Ihr Risiko, einen Herzinfarkt zu erleiden, hat sich im Vergleich zu dem eines Rauchers halbiert.
> Zehn Jahre später: Ihr Risiko, an Lungenkrebs zu erkranken, ist nur noch etwa halb so groß wie das eines Rauchers. Ebenso sinkt das Risiko, an einer anderen mit dem Rauchen in Verbindung gebrachten Form von Krebs zu erkranken, wie etwa Blasen-, Speiseröhren-, Bauchspeicheldrüsen- oder Gebärmutterhalskrebs.
> Fünf bis 15 Jahre später: Ihr Schlaganfallrisiko ist wieder auf ein normales Niveau gesunken, vergleichbar mit dem eines Nichtrauchers.
> 15 Jahre später: Geschafft! Ihr Risiko, eine koronare Herzerkrankung zu erleiden, ist das gleiche wie das eines Nichtrauchers.

Schwermetalle (toxische Metalle)

Was haben die Orte Haina in der Dominikanischen Republik, Ranipet in Indien und La Oroya in Peru mit Tschernobyl in der Ukraine gemeinsam? Sie alle haben es auf die Liste der zehn am stärksten verunreinigten Orte der Welt geschafft. Diese Liste wird alljährlich vom New Yorker Blacksmith Institute herausgegeben: Ob Batterie-Recycling, Chromverbindungen aus den Gerbereien, Blei-, Kupfer- und Zinkablagerungen im Boden aus Erzgewinnung und Verhüttung oder, wie in Tschernobyl, die

Anreicherung der Luft und des Bodens mit radioaktiven Stoffen – sie alle sind nur die markantesten und erschreckendsten Beispiele für das, was Schwermetalle in der Umwelt, in Mensch, Tier und Pflanze anrichten können.

Man denkt beim Begriff »Schwermetalle« unwillkürlich an so etwas wie »überbreite Schwertransporter« und wundert sich, wie sie unbemerkt in den Körper gelangen können. Nun, zu den Schwermetallen (toxischen Metallen) gehören tatsächlich so typische Metalle wie Eisen. Eisen ist ein Übergangsmetall und sowohl zweiwertig als auch dreiwertig giftig. Aber auch die hochgiftigen Metalle Quecksilber und Blei, das radioaktive Plutonium sowie Zink oder Zinn sind Schwermetalle, da sie eine besonders hohe Dichte aufweisen. Wie kommen sie in den Körper? Metalle sind Elemente, die auf unserer Erde natürlich vorhanden sind. Da sie auf die unterschiedlichste Weise entstehen, soll hier stellvertretend kurz das Element Eisen betrachtet werden. Eisen ist in einer Vorform im glühenden Magma des Erdkerns vorhanden. Bricht ein Vulkan an einer Stelle der Erde aus, an der sich ein Gestein befindet, das sehr viel Sauerstoff enthält, wie etwa die hübsche weiße Kreide in Rügen, folgen Abläufe, die ein Hochgenuss für Chemiestudenten sind. Wir begnügen uns damit, zu verstehen, dass die Eisenverbindungen (in der Lava) mit dem Sauerstoff (der in der Kreide gebunden war) ein Mineral bildet (Magnetit). Aus solchen Mineralien, die wir auch als Erze kennen, lässt sich im Bergbau und durch anschließendes Schmelzen das harte Metall herstellen, das die Menschheit seit etwa dem ersten Jahrtausend vor Christus meisterlich zu verwenden versteht.

Metalle sind im Erdreich und in Felsen nur in Spuren vorhanden – wobei Eisen den Löwenanteil von fünf Prozent ausmacht. Diese Spurenelemente gelangen über den großen Kreislauf des Lebens in unseren Organismus: Die Pflanzen nehmen sie mit dem Wasser und den übrigen Nährstoffen in winzigen Mengen auf, lagern sie ein und bringen sie mit in die Nahrungskette. Eisen ist – wie die anderen Schwermetalle Chrom, Kobalt, Kupfer, Mangan, Molybdän, Nickel, Vanadium, Zink oder Zinn auch – ein wichtiger Bestandteil unseres Körpers. Ja, ein Eisenmangel führt sogar zu Blutarmut und anderen Erkrankungen. Metalle sind also ein Geschenk des Planeten an uns. Warum sind sie dann schädlich?

»Dosis sola venenum facit«, sagten schon die alten römischen Apotheker und Ärzte, denn sie wussten, dass ein und derselbe Stoff heilen oder töten kann. »Es hängt nur von der Menge ab, ob ein Stoff giftig ist oder nicht.« Das Problem mit den Schwermetallen ist also dasselbe wie mit Pralinen. Es ist die Menge. Überschreiten die Mengen ein bestimmtes Maß, kann der Körper sie nicht mehr verarbeiten. Das gilt für Fett ebenso wie für Eisen. Messungen der Schwermetallbelastung im menschlichen Körper zeigen besorgniserregende Werte. Wie das kommt? Ganz einfach: Wir essen Schwermetalle. Wir atmen sie ein. Wir waschen uns damit.

Ich möchte hier stellvertretend nur drei Schwermetalle sowie das Leichtmetall Aluminium vorstellen, die, wie alle anderen Schwermetalle auch, unsere Mitochondrien direkt und in mehrfacher Art und Weise schädigen. Zum einen »verstopfen« die Metalle die Zelle und behindern die Arbeit der Mitochondrien, zum anderen kommt es zu chemischen Reaktionen, die die Atmungskette beeinträchtigen und die Qualität ebenso wie die Menge der erzeugten Energie reduzieren.

Versteckte Schwermetalle

Leider klebt noch kein Button mit »Achtung: Schwermetalle können Ihre Gesundheit schädigen« auf entsprechenden Produkten. Deshalb lesen Sie einfach diese Liste durch – Sie werden staunen. Schwermetalle lagern in:

> Schwefelhaltigen Lebensmitteln wie Käse (Parmesan)
> Krabben, Matjeshering, Brathühnchen, Hühnereiern (Quecksilber durch Fischmehlfütterung)
> Zigarettenrauch
> Schokolade (Kadmium/Nickel)
> Fisch (Quecksilber)
> Gemüse
> Fleisch (über die Futtermittel und deren Wachstum auf güllegedüngten Wiesen)
> Tablettenummantelungen (Titan), Kontrastmitteln (Gadolinium), Chemotherapeutika (Platin), Goldlegierungen (Paladium)

Zink

Sie kennen Zink wahrscheinlich nicht als Solist, sondern als die Hälfte eines Duos wie beim Zink-Leim-Verband oder der Kupfer-Zink-Legierung – besser bekannt als Messing. Zink spielt in der Batterieherstellung, im Bergbau- und Hüttenwesen und als Schädlingsbekämpfungsmittel eine Rolle. Für Ihren Körper ist Zink ein unentbehrliches (essenzielles) Spurenelement, das er benötigt, um viele große Kreisläufe und Prozesse in Schwung zu halten: das Wachstum im Kindesalter, die Regeneration nach Krankheiten und überhaupt für das Immunsystem. Zinkmangel äußert sich in brüchigen Nägeln, einem schwachen Immunsystem, Blutarmut und Wachstumsstörungen.

Größere Mengen von Zinksalzen (z.B. Zinkchlorid) rufen

aber äußerlich Verätzungen und innerlich Entzündungen der Verdauuungsorgane hervor. Gesundheitsschäden können durch Aufbewahrung von Lebensmitteln in Zinkgefäßen verursacht werden.

Kadmium

Kadmium ist ein giftiges Schwermetall, das in Phosphorlagerstätten als natürlich beigemischtes Element vorkommt. Baut der Mensch Phosphor ab, z.B. um Dünger zu produzieren, liegt mit dem Phosphor auch das giftige Kadmium auf den Feldern – betroffen sind vor allem Böden in Frankreich, Holland und Deutschland sowie fast 50 Prozent der Böden von Reisbauern in Südostasien. Kadmium in größeren Mengen kann Nierenschäden verursachen. Es hinterlässt bei uns schwere Schäden an den Nerven und dort, wo sich Nerven geballt befinden: im Gehirn. Folgen einer Überdosis Kadmium sind auf lange Sicht Blutarmut, Arteriosklerose, Bluthochdruck, Osteoporose und sogar Krebs.

Wichtig: Eine Belastung entsteht nicht unbedingt durch Nahrungsmittel, die besonders viel davon enthalten. Es sind eher die Lebensmittel mit einem geringen Gehalt des Schwermetalls, die wir gerne und in großen Mengen verzehren, wie Getreide, Gemüse und Kartoffeln. Da vor allem der noch schwache Organismus von kleinen Kindern keinem Zuviel an Kadmium ausgesetzt werden darf, wurden die Höchstwerte für verschiedene Arten von Säuglings- und Kleinkindnahrung auf 0,005 mg Kadmium/kg bis 0,04 mg/kg festgesetzt.

Quecksilber

Quecksilber wurde im Mittelalter z.B. als Medikament für die Behandlung von Syphilis eingesetzt, ließ in Fieberthermometern der »vor-digitalen« Ära die Quecksilbersäule nach oben flitzen, wenn die Körpertemperatur stieg, und wurde bei allerhand Herstellungsverfahren eingesetzt. So imprägnierte man Filzhüte mit Quecksilber und konnte sich nicht erklären, warum so mancher Hutmacher im wahrsten Sinn »verblödete«: Quecksilber gelangt über Haut und Atemwege in den Körper, überwindet die Blut-Hirn-Schranke und führt zu unheilbaren Hirnschäden.

Quecksilber z.B. erhalten wir beim Impfen (es hilft, die Impfstoffe zu konservieren). Wir nehmen Quecksilber mit jedem Bissen zu uns, ob wir Fisch oder Meeresfrüchte essen, Milchprodukte, Eier, Fleisch, Gemüse, Getreide, Obst oder Pilze. Denn Quecksilber wird in Minen abgebaut und in zahlreichen technischen Verfahren überall in der Welt eingesetzt. Es entsteht weltweit beim Kohleabbau oder bei der Müllverbrennung, gerät als Gas in die Luft und reist mit dem Wind von Land zu Land. Regnet es, gelangt das Quecksilber in den Boden, wo es Obstbäume, Getreide und Gemüse ahnungslos aufnehmen. Besondere Vorsicht ist bei Wildpilzen geboten! Da Quecksilber auch vor Gras und Kräutern nicht haltmacht, wird es via Kuh direkt in die Milch transportiert, wo es sich still und heimlich einnistet. Milch ist die Grundlage für Joghurt, Butter, Quark und Käse … Und natürlich »sitzt« Quecksilber auch im Fleisch und in der Wurst. Ist es einmal in einen Organismus eingedrungen, bleibt es dort wie eine schlimme Erinnerung.

Im Meer lässt sich die Quecksilberspur besonders gut verfolgen. Wenn Plankton mit Quecksilber belastet ist, gelangt es in den Krill und vom Krill in die kleinen Fische. Die großen Raubfische am Ende der Nahrungskette (Schwertfisch, Thunfisch, Kabeljau, Weißfisch und Hecht) sind entsprechend stärker mit Quecksilber belastet als andere Fischarten.

Man kann sich leicht vorstellen, mit welchen Belastungen

die großen Meeressäuger zu kämpfen haben! Wenn wir Menschen nicht so engstirnige Egoisten wären, hätte man wohl schon längst herausgefunden, dass Wale ebenso unter charakteristischen, durch Quecksilber und andere Schwermetalle hervorgerufenen Krankheitsbildern leiden wie wir. Denn leider besitzen auch wir Menschen keine Warnanlage, die quietscht oder leuchtet, wenn wir in der Nähe von Quecksilber sind. Deshalb kaufen wir bereitwillig Energiesparlampen, Neonröhren und Batterien, die alle dieses hochgifte Schwermetall enthalten.

Quecksilber ist aber vor allem durch die Amalgam-Plomben, die bis gegen Ende des letzten Jahrhunderts gang und gäbe waren, zu trauriger Berühmtheit gelangt. Schon lange wurde vermutet, dass Amalgam Zahnfleischentzündungen verursacht, Allergien, Blutdruckstörungen und Durchblutungsstörungen sowie Neurodermitis begünstigt und selbst zu Krebs und Unfruchtbarkeit führen kann.

Heute beweisen wissenschaftliche Studien Zusammenhänge zwischen Amalgam und einer Liste von schweren Erkrankungen. Genannt werden Alzheimer, Schüttellähmung, multiple Sklerose, Tumore, chronische Schmerzen, Migräne, Neuropathien, Neuralgien, Lidkrampf, Gesichtszuckungen, Fibromyalgie, Nierenfunktionsstörungen, das Chronische Müdigkeitssyndrom, Herz-Kreislauf-Erkrankungen sowie multiple chemische Sensitivität und Empfindlichkeit gegen Elektrosmog.

Haarausfall kann ein Frühsymptom sein, da die Bildung der Kopfhaare in den Haarfollikeln durch eine störanfällige Syntheseleistung vorkommt, und die Qualität sinkt bei Schwermetallbelastung. So kann es zu einer Auslichtung der Kopfhaare kommen.

Im schlimmsten Fall, wenn wirklich eine Vergiftung vorliegt, leiden Menschen unter Müdigkeit, Kopfschmerzen, Zahnfleischentzündungen, Gedächtnisschwäche und Nervenentzündungen. Wir laufen dann von Arzt zu Arzt, ohne zu wissen, was uns fehlt.

Aluminium

Obwohl Aluminium kein Schwermetall ist und wir es zum Metall der »neuen Leichtigkeit« erkoren haben, hat es gesundheitliche Auswirkungen wie die Schwermetalle. Aus Aluminium werden handliche Getränkedosen und vor allem Folien für die Verpackung hergestellt – als Material im Flugzeug- und Autobau ist es fast zum Synonym für die Moderne geworden. Wir nehmen es bereits frühmorgens auf, wenn wir den Deoroller anwenden, und essen es in Gewürzen und Schokolade mit. Nachgewiesen begünstigen größere Mengen an Aluminium die Entstehung von Alzheimer und möglicherweise von Krebs.

Den größten Schaden richtet es im Gehirn an. Damit unser wichtigstes Organ nicht so angreifbar ist, hat der Organismus unter anderem einen Schutz ersonnen: Aluminium braucht die »Hilfe« von Zitronensäure, um ins Gehirn zu gelangen. Zitronensäure ist ein wohlfeiles Element, das sich nicht nur in Cola findet, das so besonders frisch aus der handlichen Aluminiumdose schmeckt (wo die Säure gleich ein paar Aluminiumbestandteile aufnimmt). Sie ist auch Bestandteil vieler industriell hergestellter Lebensmittel, wie Käse oder Backpulver, sowie einiger Medikamente, die bei Durchfall und Sodbrennen verschrieben werden.

Meiden Sie neben Limonade aus der Aludose vor allem Fertiggerichte, die Mononatriumglutamat – besser bekannt unter seinem Spitznamen Glutamat – enthalten. In Verbindung mit Zitronensäure scheint es Aluminium sozusagen ins Gehirn zu »schleusen«.

Blei

Trotz der anfänglichen Skepsis setzte sich in den 80er-Jahren des vergangenen Jahrhunderts langsam Benzin durch, das kein Bleitetraethyl enthielt. Obwohl unsere modernen Kraftstoffe also »bleifrei« sind, enthalten sie dennoch Spuren von Blei, die sich im Körper ansammeln und die Nervenzellen beeinträchtigen. Blei ist ein giftiges Schwermetall, das an etwa 130 Orten auf der Erde vorkommt. Unter anderem in Deutschland. Da sich das relativ weiche Material leicht schmelzen und verarbeiten lässt (Bleigießen zu Silvester), stellt der Mensch seit der Antike viele Gegenstände wie Rohre, aber auch Munition aus Blei her.

Giftig ist vor allem Bleistaub, wie er bis zur Einführung des bleifreien Benzins in hoher Konzentration in der Luft enthalten war. Da Blei bis heute im Autobau Verwendung findet, gelangt es noch immer in die Atemluft – wenn auch in geringerer Menge und Konzentration. Mehr zu Abgasen finden Sie auf Seite 100f.

Eine relativ neue »bleihaltige Erfindung« sind moderne Farben für Tattoos. Diese Farben, die mit der Nadel in die Haut gestochen werden, haben langfristige Wirkungen, die noch niemand untersucht hat. Die Farben unterliegen auch nicht, wie etwa Farben in Kosmetika, gesonderten Bestimmungen. In den USA werden sogar hochgiftige Autolacke verabreicht. Wir wissen heute, dass sich Kadmium in der Niere und Blei ebenso wie Quecksilber bevorzugt im Gehirn anreichern. Alle drei Schwermetalle sind in Farben schon gefunden worden – Ruß (schwarze Farbe) oder Quecksilber scheinen vor allem in Farben, die aus dem Ausland stammen, allgegenwärtig zu sein. Besonders aktiv werden diese Giftstoffe, wenn man in die Sonne geht. Dann verteilt der Stoffwechsel sie, je nach Lage des Tattoos, im ganzen Körper und transportiert die Gifte in die Organe, Zellen – und Mitochondrien.

Arsen

Arsen (As) kennen wir aus Filmklassikern wie »Arsen und Spitzenhäubchen« mit dem unvergessenen Cary Grant, in denen es als heimtückisches Gift so manches Opfer gefordert hat. Dabei ist Arsen an sich ein natürliches Spurenelement, das sich in Steinkohle und im Meerwasser findet. Arsen ist so nützlich und vielfältig einsetzbar, dass die Weltproduktion etwa 60 000 Tonnen erreicht! Wer braucht so viel davon? Sie werden jetzt vielleicht den Kopf schütteln, denn neben den Arznei- und Desinfektionsmittelproduzenten interessieren sich Druckereien, Lederwarenhersteller und die Sprengstoffindustrie für das weiße Pulver.

Wenn es um die Toxizität von Arsen geht, muss man unterscheiden: Metallisches Arsen und schwer lösliche Sulfide sind fast ungiftig, 3-wertiges Arsen ist dagegen hochgiftig. Das Einatmen von Arsendämpfen reizt die Schleimhaut und kann in entsprechender Menge und Häufigkeit zu Lungenödemen und Störungen der Nieren- und Leberfunktionen führen. Das Gefährliche an Arsen sind die Spätfolgen: Es ist wahrscheinlich, dass es Krebs erregt. Das ist deshalb so besorgniserregend, weil wir Arsen kaum ausweichen können. Beim Abbau von Steinkohle und bei der Gewinnung von Arsen aus Meerwasser gelangen Spuren in die Atmosphäre. Abwässer der Arsen verarbeitenden Industrie schwemmen das Gift ins Brauchwasser und von dort in die Böden.

Schwermetalle meiden

Schwermetalle in Nahrungsmitteln kann man heute kaum noch ganz meiden. Selbst sorgsam behütete Bioware lernt sauren Regen und angereichertes Grundwasser kennen – abgesehen davon, dass die Böden ebenfalls schon lange nicht mehr »sauber« sind. Umso wichtiger ist es, sich vor zusätzlichen Giften zu schützen.

So geben Sie den Schwermetallen keine Chance

> - Essen Sie möglichst oft Lebensmittel aus Ihnen bekanntem biologischem Anbau.
> - Tragen Sie keine Tattoos.
> - Kaufen Sie keine säurehaltigen Getränke in Alu-Dosen.
> - Lassen Sie die Hände von (aluminiumhaltigen) Wunderdeodorants.
> - Seien Sie vorsichtig, wenn Sie mit phosphathaltigem Dünger hantieren.
> - Und vor allem: Wenn Sie noch »alte« Amalgam-Plomben haben, lassen Sie sie unbedingt entfernen.

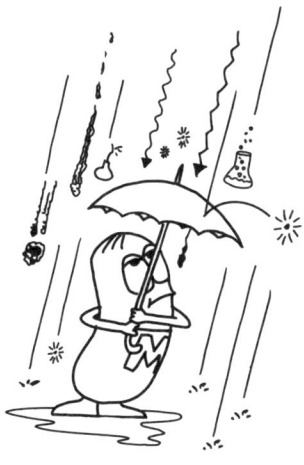

Pflanzenschutzmittel und andere Biozide

Wenn Sie um 1950 herum geboren sind, werden Sie sich sicher noch an die aufregenden Kinobesuche in den 60er-Jahren erinnern! Noch ehe der Film losging, erklang eine Fanfare, und es hieß: »Blick in die Welt«. Bilder der Hungersnot in Biafra ratterten in Schwarz-Weiß über die Kinoleinwand, abenteuerliche

Szenen aus fernen Ländern hielten uns junge Zuschauer in Atem. Und dann feierte, meist so gegen Schluss, die Neuzeit einen Triumph im Kampf gegen den Hunger: Aus Propellermaschinen, die knapp über der Erde dahinflogen, regnete in weißen Wolken ein Wunderpulver auf die Felder und Wälder der Welt. Es hieß DDT und ließ im Handumdrehen die Heuschrecken, die eben noch in dichten Scharen an einem Halm voller Körner gefressen hatten, zu Boden sinken, wo sie hilflos zappelnd ihr kleines Leben aushauchten. Maikäfern, Borkenkäfern und viele anderen Insekten, deren Namen man sich so schnell gar nicht merken konnte, erging es genauso.

Insektizide

Noch heute kann man auf Wikipedia nachlesen, dass »Dichlordiphenyltrichlorethan, abgekürzt DDT«, ein Insektizid sei, »das seit Anfang der 1940er-Jahre als Kontakt- und Fraßgift eingesetzt wird. Wegen seiner guten Wirksamkeit gegen Insekten, der geringen Toxizität für Säugetiere und des einfachen Herstellungsverfahrens war es jahrzehntelang das weltweit meistverwendete Insektizid.«

Dummerweise hatte diese Wunderwaffe ein paar Nachteile. Bis DDT 1977 in Deutschland verboten wurde, hatte es ungeheure Schäden in der Natur angerichtet. Spektakulär ist dieses Beispiel: Von den etwa 800 Falkenpaaren, die man 1945 in Deutschland gezählt hatte, waren 1977 nur noch 45 Brutpaare übrig – unter anderem in den bayerischen Alpen und auf der Schwäbischen Alb. Was war geschehen? Die Falken, die am Ende einer Nahrungskette stehen, hatten extrem hohe Mengen an DDT aufgenommen. Viele Weibchen wurden unfruchtbar, viele Embryonen und Jungvögel starben. Die Eier hatten zum Schluss so dünne Schalen, dass sie spätestens beim Versuch, sie zu bebrüten, zerbrachen. Heute haben sich die Falken, dank der unermüdlichen Arbeit der Naturschutzverbände, erholt, und man kann die Silhouetten dieser superschnellen und so präzisen Flugkünstler wieder am Himmel ausmachen und sich an ihrer Schönheit erfreuen.

Mit jedem Bissen, der DDT enthielt, gelangte auch bei uns Menschen wieder ein wenig mehr der hochgiftigen Substanz in den Körper. Nach seiner Zerstörung bringenden Reise durch Magen, Darm, Blut und Zellen reicherte es sich vor allem im Fettgewebe an und löste Erkrankungen bis hin zu Krebs aus. Denn ähnlich wie die Falken sind auch wir das Ende einer Nahrungskette und nehmen alle Gifte, die unsere Lebensmittel enthalten, auf.

Und natürlich war und ist DDT nicht das einzige Gift, das gegen Insekten eingesetzt wird! In der EU verboten ist seit 2007 Lindan, das sich ebenfalls noch im letzten Jahrhundert großer Beliebtheit erfreute. Welche Gifte heute auf unsere Felder ausgebracht werden, welche Substanzen unsere Lebensmittel tränken, wenn »gespritzt« wird, was in den Hallen geschieht, in denen Obst bis zum Verkauf lagert … das alles wird nicht so gerne ans Licht der Öffentlichkeit gebracht.

Aber beobachten Sie es einmal selbst: Äpfel werden in Deutschland im Herbst geerntet. Aber bis zum darauffolgenden Sommer erhalten Sie im Supermarkt deutsche Äpfel, die aussehen, als seien sie gerade eben rotwangig vom Baum gepflückt worden. Seltsam, nicht?

Übrigens: Erst 2004 (!) wurde DDT im Stockholmer Abkommen international verboten. In einigen Ländern, wie Indien und möglichweise auch China, wird es allerdings weiterhin zum »Schutz« der Landwirtschaft genutzt, denn diese Nationen haben das Abkommen nicht unterzeichnet. Und so reist DDT in exotischen Gewürzen, Tees und Früchten wieder zu uns zurück.

Wenn es Pilzen an den Kragen geht

Zwischen 1845 und 1852 spielten sich in Irland Szenen wie aus einem Horrorfilm ab. Ein Pilz *(Phytophthora infestans)* hatte in drei Wellen die Kartoffelernte befallen und konnte durch nichts gestoppt werden. In ihrer Verzweiflung aßen die Menschen zum Schluss Gras. Eine Million Menschen verhungerte, zwei Millionen Iren wanderten aus, ganze Landstriche wurden entvölkert. Die Iren haben die Schrecken des »Great Famine« bis heute nicht ganz verarbeitet. Wie froh wäre man gewesen, wenn es schon Fungizide gegeben hätte! Fungizide (lateinisch *fungi* = Pilz, *caedere* = töten) sind chemische Wirkstoffe, die Pilze und deren Sporen gezielt töten bzw. deren Wachstum für die Zeit seiner Wirksamkeit verhindern. Sie werden vorrangig in der Landwirtschaft zum Pflanzenschutz eingesetzt, denn Pilze befallen nicht nur Obst in der Schale, sondern auch Pflanzen auf dem Feld. Um die Ernte zu schützen, sprüht man Fungizide, die sich wie ein schützender Mantel über die Pflanzen legen und sofort »zuschlagen«, sobald ein Pilz die Pflanze heimsucht. Zu diesen Kontaktgiften gehören chemische Verbindungen von Kupfer und Schwefel. Sie blockieren in den Zellen der Schadpilze die Fortpflanzung. Als organische Kontaktfungizide sind u.a. Triazole und Carbamate bekannt.

Andere Fungizide wirken nicht nur oberflächlich. Zu ihnen gehört etwa Folicur, das ins Gewebe der Pflanzen eindringt und auch die Krankheitserreger, die bereits in die Pflanze eingedrungen sind, erfasst.

Zu den Neuentwicklungen gehören »Hybrid-Fungizide«, also organisch-synthetische Pilzgifte, die noch wirksamer sind, jedoch die Umwelt weniger belasten, weil sie gezielter wirken.

Fungizide in unserem Körper

Fungizide schützen Pflanzen auf dem Feld und im Gewächshaus, und sie werden als Medikamente bei Pilzkrankheiten von Mensch und Tier eingesetzt, z.B. in Form von Antibiotika und Antimykotika. Doch Fungizide sind auch dort aktiv, wo man es nicht vermutet! Pilze siedeln sich gerne auf Textilien und Holz an. Sie machen als Schwarzer Hausschwamm ganze Wohnungen und Häuser unbewohnbar. Deshalb werden Stoffe mit Fungiziden getränkt, und kein Desinfektionsmittel kommt ohne sie aus. Doch was passiert, wenn Fungizide in den menschlichen Körper gelangen? Nehmen wir Pentachlorphenol (kurz PCP), das sich in Holzschutzmitteln, Lacken, Farben, Klebstoffen und im Sanitätsbereich findet: PCP ist nicht nur für Pilze, sondern auch für uns Menschen hochgiftig. Man hat eindeutig allergene, krebserregende und mutagene Wirkungen festgestellt. PCP gelangt vor allem in geschlossenen Räumen über die Haut und die Atemorgane ins Blut, wo es sich an die Plasmaproteine des Blutes bindet und in konzentrierter Form in Drüsen, wie Hoden, Samenblase, Schilddrüse, die Hypophyse und die Nebenniere, aber auch ins Gehirn gelangt, wo es gespeichert wird. Wenn Sie sich nun die Organe und Drüsen unseren Körpers nicht oberflächlich betrachten und in ihnen kompakte »Gegenstände« sehen, sondern sich erinnern, dass jedes Organ, jede Drüse, jedes Gefäß und das ganze Gewebe ebenso wie Muskeln, Sehnen, Knochen und Knorpel als Verbund einzelner Zellen – und jede Zelle gefüllt mit Mitochondrien – vorstellen, versteht es sich von selbst, dass alle Pestizide, Fungizide und Biotoxine direkt in die Zellen gelangen und dort die größten Verheerungen an den Mitochondrien anrichten – bis hin zur Vergiftung.

Erste Anzeichen dafür sind Müdigkeit, Kopfschmerzen, auffallende Infektanfälligkeit, Nasennebenhöhlenentzündungen,

Störungen des Immunsystems, Nierenfunktionsstörungen, Herzmuskelentzündungen usw.

> **Biozide meiden**
> > Kaufen Sie möglichst oft Lebensmittel aus Ihnen bekanntem biologischem Anbau.
> > Verwenden Sie keine chemischen Insektenschutzmittel, sondern setzen Sie im Garten Nützlinge und Neem-Spray ein, um Schädlinge zu reduzieren.
> > Streichen Sie mit giftfreien Farben.

Haushaltschemie

Ist Werbung nicht einfach märchenhaft? Mit einem Wischer strahlen fettverkrustete Pfannen wie neu, werden Böden blitzblank und Toiletten klinisch sauber. Und weil es so leicht ist, so schön aussieht und so frisch riecht, verwenden Haushalte Unmengen von Reinigungs- und Putzmitteln. Wer Alternativen sucht, denkt dabei erstaunlicherweise eher an die Umwelt als an den eigenen Körper, der ebenso verseucht wird wie das Wasser!

Weichspüler
Sie fragen sich jetzt vielleicht: »Bettwäsche, an der man gerne schnuppert, zart duftende Pullis und Blusen – was soll daran nun wieder falsch sein?« Wenn man ehrlich ist: unter Gesundheitsaspekten alles. Denn Weichspüler sind ein Meisterwerk angewandter Werbepsychologie. Doch nicht deshalb sind sie verwerflich, sondern wegen ihrer Auswirkungen auf die Gesundheit. Was da so leicht aus der bunten, freundlich gerundeten Flasche

gluckert, ist reine Chemie. Weichspüler sind eine trügerisch duftende Trägermasse, in der sich eine ganze Reihe bekannter Giftstoffe verstecken. Einfach in den Spülgang gegeben, tränken sie zunächst alle Wäschestücke durch und durch. Und während wir von Lavendelfeldern, Meeresbrisen, Orchideen- oder Orangenhainen träumen, nimmt unsere Haut die Gifte auf.

Das vermutlich krebserregende Formaldehyd, seit Jahren aus den Klebern verbannt, schwimmt munter im Weichspüler, ebenso finden sich dort Brom, Chlor oder Jod. Niemand wird länger als nötig in einem chlorhaltigen Schwimmbecken aushalten, und jeder weiß, dass man sich hinterher gut abbrausen sollte. Doch seinen chlorhaltigen Schlafanzug trägt man die ganze Nacht.

Wer noch nicht überzeugt ist, sollte sich die Mühe machen und das Etikett eines Weichspülers studieren. Vermutlich finden Sie dort Zungenbrecher wie Amylcinnamal, Amylcinnamylalkohol, Benzylalkohol, Benzylsalicylate, Cinnamylalkohol, Cinnamal, Citral, Coumarin, Eugenol, Geraniol, Hydroxycitronellal, Isoeugenol oder Lyral. Das liest sich deshalb schwierig, weil sie alle rein chemische Verbindungen sind – weit von jeder natürlichen Substanz entfernt.

Der Begriff, unter dem sich Brom, Chlor oder Jod verbergen, ist übrigens »halogenorganische Verbindungen«. Duftstoffe wie Benzylalkohol, Benzylacetat oder Linalool können zu Störungen des zentralen Nervensystems führen. Auch die so interessant klingenden »polyzyklischen Moschus-Verbindungen« tun uns nicht gut: Sie reichern sich gerne im Fettgewebe oder in der Muttermilch an, von wo sie in die Leber gelangen, um dort Schäden anzurichten.

Wenn man es weiß, schüttelt man sich und geht von nun an ungerührt an der Phalanx der Weichspüler vorbei. Greifen Sie lieber zu Mitteln aus Omas Haushaltsrepertoire: Backpulver, vollständig in Wasser aufgelöst und in den Spülgang gegeben, macht die Wäsche weich. Im Sommer schenkt die Sonne der munter auf der Leine flatternden Wäsche den natürlichen Duft »Sommerbrise«, und in der kalten Jahreszeit vertreibt ein Schuss Essig oder Zitronensaft unangenehme Gerüche aus der Wäsche. Oder legen Sie doch ein Lavendelsäckchen zwischen die Pullis. Der hübsche Lavendel enthält wie Jasmin, Kamille, Orangen und viele andere Duftpflanzen ätherische Öle, die seit Jahrmillionen ebenso zu unserer Welt gehören wie die Mitochondrien. Unser Körper verträgt in aller Regel diese natürlichen Substanzen gut.

Putz- und Reinigungsmittel

Jährlich werden mehr als 1,3 Millionen Tonnen Wasch- und Reinigungsmittel an den privaten Endverbraucher verkauft.

So können Sie diesen schädlichen Umweltfaktor im Zaum halten:

> Suchen Sie beim Einkaufen nach den umweltfreundlichen Marken.
> Testen Sie die Ergiebigkeit von Waschnüssen.
> Meiden Sie Weichspüler.
> Verdünnen Sie Geschirrspülmittel 1:1 mit Wasser – das reicht!
> Lieber feste schrubben als WC-Reiniger kaufen.

Luftverschmutzung

Wussten Sie, dass etwa zehn Prozent aller Autos weltweit in Deutschland zugelassen sind? Zusätzlich zum Schadstoffausstoß von PKWs und LKWs müssen wir noch die Flugzeugemissionen rechnen, denn beide schicken, dank ihrer Verbrennungsmotoren, ein Gemisch von mehr oder

weniger giftigen Substanzen in die Luft. Abgase von Otto-
motoren enthalten überwiegend Kohlenmonoxid, Aldehyde,
Benzol, Blei, polyzyklische aromatische Kohlenwasserstoffe und weitere schädliche Stoffe. Luftschadstoffe verursachen im Körper oxidativen Stress (siehe Seite 65 f.).
Abgase aus Dieselmotoren enthalten hauptsächlich Rußpartikel, polyzyklische aromatische Kohlenwasserstoffe,
Aldehyde und weitere schädliche Stoffe.

Das Atemgift Kohlenmonoxid entsteht immer dann,
wenn fossile Rohstoffe wie Öl, Holzkohle, Benzin nicht
komplett verbrannt werden. Atmen wir es ungefiltert ein,
gelangt es über die Lunge ins Blut und kann in schweren
Fällen einer Kohlenmonoxid-Vergiftung zum Tod führen.
Um das Einatmen von Kohlenmonoxid im Alltag zu begren-
zen, darf die Konzentration dieses Atemgiftes in deutschen
Städten innerhalb von acht Stunden einen Mittelwert von
zehn Milligramm pro Kubikmeter Luft nicht überschreiten.
Das Umweltbundesamt stellt auf seiner Homepage eine
Deutschlandkarte mit den aktuellen Luftdaten zur Verfügung. Übrigens: Der Körper benötigt vier bis sechs Stun-
den, um Kohlenmonoxid aus dem Blut auszuscheiden.

Die in den Autoabgasen enthaltenen Rußpartikel lagern
sich in der Lunge ab und können zu Bronchitiden und Lungenkrebs führen. Auch Benzol ist in Ruß enthalten – es
kann das Blutbild verändern und Leukämie hervorrufen.

Elektrosmog

Wir Menschen besitzen, wie der gesamte Planet Erde, ein Magnetfeld. Und wir besitzen die Fähigkeit, Unangenehmes effektiv
auszuklammern. So wie wir uns kaum Gedanken über die Le-

bensumstände der Tiere machen, die uns mit Milch, Eiern und Fleisch versorgen, schließen wir auch schnell die Augen, wenn es um die Bequemlichkeit geht oder gar um Vergnügen und Unterhaltung. Wir haben Smartphones, schenken den Kindern Playstations, die »alle haben« und die sie brauchen, um sich am liebsten den Rest der Kindheit und Jugend vor dem Fernseher oder PC zu vergraben. Natürlich wissen wir, dass es elektronische Medien sind, mit denen wir zunehmend unsere Freizeit verbringen, aber was heißt eigentlich »elektronisch«?

Panikmache oder reale Gefahr?

Die Geräte, die mit Strom oder Batterie betrieben werden, lassen sich nicht mehr an einer Hand abzählen. Zu ihnen gehören die Beleuchtung, Verkehrsmittel wie Straßenbahnen und Züge, Radar, Sendemasten, alle Elemente der elektronischen Unterhaltung, elektronische Anlagen, elektrische Geräte vom Herd bis zur Zahnbürste, die Mikrowelle, Hochspannungsmasten, Photovoltaik/Solar, das (schnurlose) Telefon, Fernseher und Radio, Handy und WLAN.

Zählt man noch die Beleuchtung der Städte und Straßen sowie die natürliche Strahlung (Sonne) dazu, leben wir inmitten von elektromagnetischen Feldern. Dazu kommen noch die Technik LTE für schnelleres Surfen und ein weiterer, allein für Behörden reservierter Funk. Laut dem Bundesamt für Strahlenschutz (BfS) erhöhen die neuen Antennen die Strahlung im Umkreis von einem Kilometer um 40 bis 50 Prozent. Doch ist es zutreffend, von Elektrosmog zu sprechen?

Um es gleich vorwegzunehmen. Es gibt – trotz einer Reihe von wissenschaftlichen Untersuchungen – (noch) keine eindeutigen Beweise für eine Gefährdung der menschlichen Gesundheit durch Elektrosmog. Und es gilt, genauer hinzusehen, denn es gibt zwei Klassen elektromagnetischer Strahlung:

> »Ionisierende Strahlung« wie Röntgenlicht oder Gammastrahlung weist hohe Frequenzen und genug Energie auf, um DNA-Moleküle zu trennen und Krebs zu verursachen. Röntgen schadet, das weiß jeder, und wer je geröntgt worden ist, kennt die Schutzmaßnahmen.

> »Nicht ionisierende Strahlung«, die uns im Alltag häufig begegnet und die von Radiowellen und Handystrahlung, WLAN, Bluetooth sowie von den elektrischen und magnetischen Feldern in der Nähe von Hochspannungsleitungen ausgeht. Selbst der Föhn und die Kaffeemaschine bilden Magnetfelder. Die nicht ionisierende Strahlung lässt sich unterschieden in hoch- und niederfrequente. Hochfrequent strahlen Handys, WLAN und Bluetooth, niederfrequent ist der Wechselstrom, der etwa um Viehweiden gespannt wird. Man weiß zwar, dass die nicht ionisierende Strahlung der menschlichen Gesundheit schaden kann, doch nur dann, wenn sie um ein Vielfaches über den zulässigen Grenzwerten liegt.

Wenn es ein Element des Körpers gibt, das sensibel auf eine zu hohe Strahlenbelastung oder auf widersprüchliche Informationen zur herrschenden Strahlung reagiert, dann sind es unsere Mitochondrien: Zur Natur unserer Lebensmittel gehört, dass sie nicht nur auf die unterste Ebene aufgespalten werden können (Atome und Moleküle), sondern dass sie auch eine elektrische Ladung tragen, die Elektronen. Dieses »Gesamtpaket« gelangt in die Mitochondrien. Was dort passiert, kann man sich ganz gut vorstellen, wenn man schon einmal ein Wasserkraftwerk gesehen kann. Wie das Wasser von der Höhe in die Tiefe stürzt und dort die Turbinen antreibt, so purzeln die Elektronen von einem höheren Energieniveau auf ein niedriges hinab und halten die Zellturbinen in Bewegung – also unsere Mitochondrien. Jede Störung in diesem Energiekreislauf, in der Zelle und in den Mitochondrien, verletzt die Leistungsfähigkeit unserer kleinen Zellkraftwerke. Man kann sich Elektrosmog wie eine Energiekanone vorstellen, die von außen die Schwingungen des Körpers beeinflusst. Ob er unsere Gesundheit wirklich angreift, ist noch nicht erwiesen, aber es leuchtet ein, dass die empfindlichsten Elemente des Körpers als erste leiden würden.

Solange wir die genauen Auswirkungen der elektromagnetischen Strahlung auf das Magnetfeld unseres Körpers nicht kennen, ist Vorsicht allemal der beste Rat:

> Sehen Sie nicht zu lange fern.
> Telefonieren Sie nur kurz mit dem Handy.
> Bereiten Sie kein Essen mit der Mikrowelle zu.
> Machen Sie bei der Computerarbeit Pausen: dabei öfter mal die Hände waschen, um die Strahlung zu neutralisieren.
> Reduzieren Sie den Umgang mit elektrischen Geräten aller Art.

Und es gibt sie doch ...
Eher zufällig »stolperte« ein Forschungsteam in Oldenburg über ein Phänomen: Die Biologen der Universität wollten Tests zum Magnetsinn von Rotkehlchen machen. Diese hübschen, zarten Gartenvögel sind bei uns nur im Sommer zu Gast und ziehen im Winter in den Mittelmeerraum oder in den Nahen Osten. Um zu erforschen, wo das Magnetsinnesorgan sitzt, hatten die Biologen sie in große dunkle Hütten gebracht. Sie waren überrascht, als sie erkannten, dass die Rotkehlchen sich nicht orientieren konnten. Das blieb so, bis man auf die Idee kam, die Hütten rundherum mit geerdeten Aluminiumplatten abzuschirmen, um den Elek-

trosmog auszuschalten und das normale Erdmagnetfeld so wiederherzustellen. Die Rotkehlchen reagierten prompt: Kaum waren sie vor dem Elektrosmog abgeschirmt, zeigten sie ihre natürliche Kompassorientierung. Wurde die Erdung abgeschaltet und damit der auf dem Campus herrschende Elektrosmog, kamen sie ins Straucheln. Besonders interessant: Sobald man in den abgeschirmten Hütten Geräte anstellte und Elektrosmog erzeugte, störte das die Rotkehlchen. Da alle Strahlen auf dem Oldenburger Campus im niederfrequenten Bereich lagen, könnte man nun auf die Idee kommen zu sagen, dass eine Beeinträchtigung der Gesundheit eher auf die Dauer als auf die Intensität der Strahlung zurückzuführen ist. Diese Frage beschäftigt die Forschung nun, und man darf gespannt sein, zu welchen Ergebnissen die Wissenschaft gelangt.

Die dunkle Seite der Kosmetik

Ähnlich wie bei den Putzmitteln kommt jeder, der die Inhaltsstoffe von Kosmetika lesen will, schnell an die Grenzen seiner Geduld. Die Liste einer x-beliebigen Aloe-vera-Handcreme beginnt mit Aloe (Aloe Barbadensis Gel). Es folgen Glyzerin (Glyceryl Stearate), das man von der Glyzerincreme her kennt und das ein Gleitmittel auf Ölbasis ist. Dann geht es weiter mit Propylene Glycole. Der Blick ins Internet führt zur Website »Biokosmetik und Naturkosmetik ohne Konservierungsstoffe« und fördert folgende Info zutage: Unter der Überschrift »Propylene Glycol – Weichmacher in Kosmetik« steht: »1,2-Propandiol ist unter der Bezeichnung Propylene Glycol bekannter. Es ist in Bremsflüssigkeiten und Frostschutzmitteln enthalten, aber auch in vielen Kosmetikprodukten. Die aus Mineralöl gewonnene Substanz verhindert als Feuchthaltemittel und Weichmacher, dass Kosmetika und medizinische Salben austrocknen ... Mit Propylene Glycol kommt die konventionelle Kosmetikindustrie der Erfüllung vieler Verbraucherwünsche entgegen. Hautcremes und Körperlotionen gelten als besonders gut, wenn sie rasch einziehen und eine geschmeidige Haut hinterlassen. Ein Haarshampoo muss einfach bei der Anwendung ordentlich Schaum hervorbringen. Fehlt dieser Griff in den Schaum beim Haarewaschen, zweifelt der Verbraucher an der Wirksamkeit. Gleiches gilt für Duschgels und Schaumbäder. Zahncremes und Deodorants enthalten ebenfalls oft dieses Mittel. In der Medizin findet es neben Salben auch in Tropfenlösungen für Augen, Ohren und Nase sowie zum Gurgeln Verwendung, ferner in Tabletten, Säften und Injektionslösungen ...«

Dieser kurze Eintrag beschreibt das Dilemma von Kosmetikherstellern aufs Beste. Wir, die Verbraucher, erwarten von der Industrie nicht nur, dass Kosmetik verschönt, verjüngt und pflegt, sondern auch, dass sie duftet und sich gut anfühlt. Also wird Propylene Glycol in alle möglichen Produkte gemischt. Und dafür werden die Nebenwirkungen stillschweigend in Kauf genommen, denn so heißt es weiter: »... ist vielen nicht bewusst, dass die Haut als größtes Körperorgan um ein Mehrfaches aufnahmefähiger ist als der Darm. Propylene Glycol kann vielfältige Bilder allergischer Hautreaktionen hervorrufen. Es kann dazu durch das Einschleusen durch die Haut zu Nierenschäden und Leberanomalien führen.«

Auch das Konservierungsmittel »Sodium Benzoate« gilt gesichert als Auslöser für Allergien.

Auf der Inhaltsliste der Handcreme geht es übrigens weiter mit Cetyl Alcohol, PEG-100 Stearate, Lanolin, Sorbitol und weiteren »hervorragenden« Ingredienzien ...

Das Beispiel Zahncreme

Nicht jeder verwendet Handcreme, aber jeder nimmt Zahnpasta – schließlich zeugen weiße Zähne von Gesundheit und Lebensfreude, und man will auch seine Mitmenschen nicht mit schlechtem Atem behelligen. Um den gewünschten Effekt der Reinheit, Säuberung und Stärkung der Zähne und des Mundraums sowie lang anhaltende Gesundheit zu bewirken, müssen Zahncremes bestimmte wirksame Komponenten enthalten. Das ist eigentlich klar, doch wussten Sie, dass jede Zahnpasta generell aus drei Hauptbestandteile besteht? Es finden sich in jeder Putzkörper, Feuchthaltemittel und Wasser – zu jeweils etwa 30 Prozent.

> Schleifmittel sind meist unlösliche natürliche Stoffe, die den mechanischen Reinigungseffekt der Zahnbürste unterstützen. Diese Schleifmittel werden in unterschiedlichen Größen und Konzentrationen der Körner beigemischt. Die Körner der früher verwendeten Schlämmkreide hatten relativ scharfe Kanten und wurden längst durch Kreide (Kalziumkarbonat), Kieselerde (Silicea terra) und ihre Sauerstoffsäuren (Hydrated Silica), durch natürlichen Löss, Lavaerde, Kohle oder auch Meersalz (Maris Sal) ersetzt. Auch Mineralien, wie Siliciumdioxid, Sodium Bicarbonat – ebenso bekannt als Natron – sowie Aminfluorid und Sodium Metaphosphat werden verwendet und sind in ihrer Gesamtheit gesundheitlich unbedenklich.

> Auch Wasser, unser lebenspendender Rohstoff Nummer eins, Bestandteil jeder Zahncreme und in den Inhaltslisten meist als »Aqua« aufgeführt, ist gesundheitlich unbedenklich.

> Feuchthaltemittel, die verhindern, dass Zahnpasta kurz nach dem Öffnen der Tube zu einer festen Masse erstarrt,

können gesundheitlich unbedenkliche Stoffe sein wie Glycerin, Agar-Agar, Wasser oder wie die Zuckeraustauschstoffe Sorbitol und Xylit. Genau wie Sorbitol wird noch ein weiterer Alkohol, Panthenol, zum Feuchthalten verwendet. Zu den am häufigsten beigefügten pflanzlichen Feuchthaltemitteln zählt Echinacea-Purpurea-Extrakt, ein Extrakt des Purpur-Sonnenhuts, das auch in der Homöopathie verwendet wird.

> Anders sieht es bei den künstlich hergestellten Feuchthaltemitteln wie Propylene Glycol (siehe oben) aus. Neben diesem potenziell allergenen Stoff werden Alkohole wie PCA-Ethyl-Cocoyl-Arginate zum Feuchthalten verwendet.

BURN-OUT – EINE KRISE DER MITOCHONDRIEN?

Peter T., gut aussehend, unbekümmert und Musikfan, hat Kommunikationswissenschaften studiert. Nach mehreren Prä-Praktika, Praktika und einem Volontariat in Verlagen und Agenturen hält er sich als Fahrradkurier über Wasser, bis er als Junior Communication Manager eine Anstellung in einer Werbeagentur findet. Peter T. nimmt die neuen Herausforderungen mit vollem Einsatz an. Dass er jetzt bis spät in die Nacht mit Kunden ausgeht, am Wochenende liegen gebliebene Schreibarbeiten erledigt und kaum noch auf Konzerte geht oder Fahrrad fährt, ist für ihn kein Problem. Schon nach einem Jahr ist er zum Senior Communication Manager aufgestiegen, als seine langjährige Freundin ein Baby erwartet. Die Heirat ist beschlossene Sache, eine gut geschnittene Eigentumswohnung ist angezahlt, als die Agentur verkauft wird. Der neue Chef will den Laden auf Touren bringen. Peter krempelt die Ärmel hoch und macht Vorschläge für die Akquise neuer Kunden und einen veränderten Auftritt. Der neue Chef hört sich seine Vorschläge an und präsentiert ein paar Tage später einen Plan für die Umstrukturierung. Ein zweiter Senior Communication Manager wird eingestellt. Der »Flurfunk« weiß, dass der Neue ein Golfpartner des Agenturinhabers ist. Peter, der schon seit Längerem nicht mehr gut schläft – auch weil seine kleine Tochter nachts oft schreit und sich die Beziehung zu seiner Frau verändert –, wacht eines Tages mit Herzbeschwerden auf. Als er trotzdem in die Firma geht, kommt es zum ersten bösen Streit mit seiner Frau. Da sie nicht lockerlässt, nimmt er eine Woche Urlaub, kann aber nicht entspannen, weil er ahnt, was sich in der Firma abspielt. Und richtig: Als er zurückkommt, wird er mit der Tatsache konfrontiert, dass sein bester Kunde zum Kollegen abgewandert ist. Von da an arbeitet Peter nicht mehr. Er kämpft. Er ist von morgens bis abends im Einsatz, zu Hause ist er angespannt und gereizt. Selbst die Musik seiner Lieblingsband nervt ihn. Er isst unregelmäßig und meist etwas Schnelles, seine Schlafprobleme verstärken sich, Magenbeschwerden kommen dazu. Als seine Frau ihm eines Tages unter bitteren Tränen erklärt, dass sie daran denkt, zu ihrer Mutter zurückzugehen, spürt Peter mit Entsetzen, dass er fast erleichtert ist. Weil er sie liebt, stimmt er einer Paartherapie zu, in der schon nach der zweiten Stunde Peters kompliziertes Verhältnis zum Vater, einem sehr erfolgreichen Architekten, auf den Tisch kommt. Als bald darauf die Herzbeschwerden zurückkehren und stärker werden, sagt Peter nichts, geht aber heimlich zum Arzt, schluckt Betablocker, Blutverdünner und Antidepressiva. Er leidet zunehmend darunter, dass er fahriger wird und dass ihn alles, was er macht, furchtbar anstrengt.

Peter bewirbt sich auf eine andere Stelle. Die ersten beiden Gesprächsrunden laufen sehr gut, doch dann wird ihm eine junge Frau vorgezogen. In seiner Firma verliert Peter zunehmend den Boden unter den Füßen. Als er bei einer Präsentation bei einem Neukunden die Unterlagen durcheinanderbringt, beschwert sich der Kunde anschließend bei Peters Chef. Nach dem Gespräch mit dem Agenturinhaber wird Peter im Auto schwindlig. Er geht zum Arzt und erhält die Diagnose Burnout!

In meiner Praxis höre ich viele dieser Erzählungen, und oft weiß ich schon nach dem ersten Satz, dass die Geschichte zu einem Burn-out führen wird. Das liegt nicht an meinen »hellseherischen Fähigkeiten«, sondern an den ewigen Gesetzen von Krankheit und Gesundheit, die ich durch meine Tätigkeit tagtäglich neu erlebe.

Wenn man über die Jahre mit so vielen Patienten zu tun hat wie ich, dann erkennt man immer klarer, wie eng verwoben Körper, Geist und Seele sind.

Auch Burn-out ist deshalb nicht eine Erkrankung, die im Kopf beginnt, sondern eine multiple Belastung von Körper und Seele. Burn-out fängt in der Körperzelle an, genauer gesagt in den Mitochondrien. Ich möchte Ihnen in vier Abschnitten zunächst kurz darlegen, wie sich ein klassisches Burn-out aufbaut. Denn wie jeder von uns, der noch keine anderen Erfahrungen gemacht hat, hat sich auch unser fiktiver Peter T. darauf verlassen, dass seine Kraft schon ausreichen wird ... Hätte er mehr über die Mitochondrien gewusst, hätte er immer wieder gegensteuern und seine Kraft erneuern können. Welche Fehler hat er gemacht?

Burn-out-Faktor 1: Falsche Ernährung

Die optimale Versorgung unseres Organismus ist derzeit in einer großen Diskussion. Viele wissen schon gar nicht mehr, was und wie sie essen sollen: vegetarisch, Mischkost, Rohkost, vegan, paleo? Oder reicht ein Döner?

Grundsätzlich gilt, dass unser Verdauungstrakt an die moderne Ernährung nicht genügend angepasst ist. »Von Haus aus«, also wenn man bedenkt, wie der Mensch sich in den vergangenen Jahrtausenden ernährt hat, konnten sich Magen und

Darm in dieser Zeit an eine Kost anpassen, die aus Beeren, Pilzen, Fleisch, Fisch, Wurzeln und Nüssen bestand. In Kombination mit einer Lebensweise, in der man auf der Nahrungssuche etwa zwischen 20 und 40 Kilometer pro Tag gelaufen ist, war das eine perfekte Balance. Mit Übergewicht hatten Mammutjäger sicher nicht zu kämpfen.

Nehmen wir uns die Zeit und betrachten, was Peter T. wahrscheinlich täglich zu sich nimmt. Wer etwas von Ernährung versteht, weiß sofort: Da sind in jedem Fall viele Zuckerverbindungen (Kohlenhydrate) im Spiel. Sie stecken im weißen Mehl, in süßen Früchten, in Kuchen, Fertiggerichten und Schokolade. Hier würde man sie ja auch vermuten. Doch wer weiß schon, dass auch Müsli und Milchprodukte, Alkohol und die industriell vorgefertigten Lebensmittel wie Hamburger, Pommes, Mayonnaise etc. alle deshalb so »gut«, also süß schmecken, weil hier viel Zucker zugegeben wird?

Unsere Vorfahren gruben Wurzeln aus und aßen sie oft ebenso roh wie Obst und Beeren: Das ist nicht so leicht zu kauen wie eine schnell verschlungene Nussschnecke, dafür sind in den rohen Lebensmitteln reichlich Vitamine, Mineralien und Spurenelemente enthalten. Und das lange Kauen tut ein Übriges und schlüsselt die Bestandteile von Möhre, Apfel und Co. schon im Mund gut auf. Unsere Ernährung heute ist, verglichen damit – und hier kann man das Wort wirklich verwenden –, denaturiert. Was wir unseren Mitochondrien mit vitalstoffarmem Essen zufügen, ist eigentlich unvorstellbar.

Wir Menschen bestehen aus 100 Milliarden Zellen, die sich unablässig erneuern. Dazu brauchen sie eine Vielzahl an Bausteinen – und Energie, die unsere Mitochondrien nur dann liefern können, wenn auch sie genügend der Bausteine erhalten, die sie für ihre Arbeit brauchen. Dass sie das tun, spüren wir zwar nicht direkt, aber dass »irgendetwas« in uns Nahrung braucht, merken wir daran, dass wir Hunger und Durst haben, denn alles, was der Körper für seinen ständigen Um- und Aufbau sowie für die Energieproduktion braucht, liefert in erster Linie die Nahrung.

Eine vitalstoffarme Ernährung versorgt die Zellen und damit unsere Mitochondrien ganz grundsätzlich nicht mit den Baustoffen, die sie brauchen, um ungehindert ihre Aufgaben erledigen zu können. Ein besonders fataler Fehler ist eine Ernährung mit vielen Transfetten: Aus wertvollen Ölen und Fetten, wie etwa den Omega-3-Fettsäuren, stellt der Körper im Stoffwechsel die Fettbausteine her, aus denen die Mitochondrien ihre Membran aufbauen. Die Transfette kann man sich wie Plastikersatzteile dieser Fette vorstellen, die der Körper anstelle der Originalteile in die Zellen liefert. Die Mitochondrien verbauen diese »toten« Teile in die Membran. Das Ergebnis ist, dass die Membran die Atmungskette nur noch eingeschränkt ausführen kann (siehe Seite 47 ff.), was einer Katastrophe für unsere Energieversorgung gleichkommt.

Im Fokus: Transfettsäuren

Im Jahr 2003 erließ Dänemark zum Schutz seiner Bevölkerung vor Herz- und Gefäßerkrankungen ein Verbot von Transfetten. Im Sommer 2006 zog New York nach. Trotz anfänglicher Proteste der Gastronomie verlief der Umstieg auf die gesünderen Fette in New York reibungslos: Bereits vor dem Stichtag hatten viele Imbissbuden und Fast-Food-Ketten das schädliche Fett gegen gesunde Öle ausgetauscht. In Dänemark ist die Lebensmittelindustrie praktisch von selbst umgeschwenkt und hat ihre Rezepte verändert.

Transfette sind, kurz gesagt, flüssige Pflanzenöle, die durch einen chemischen Prozess gehärtet werden. Sie sind dann streichfähig und länger haltbar, was für Imbissbuden und

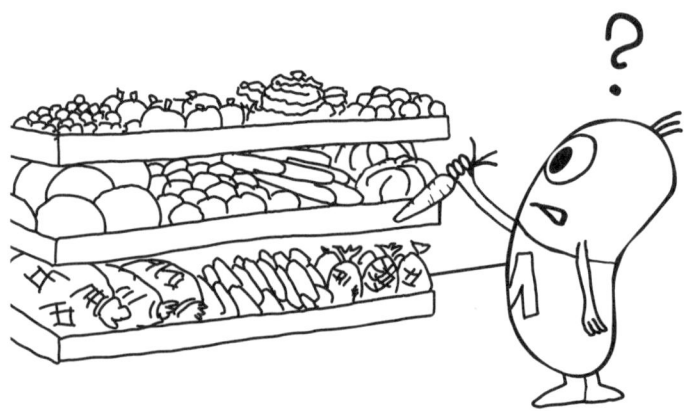

Fast-Food-Restaurants ein unschätzbarer Vorteil ist. Dabei werden die Öle jedoch so erhitzt, dass sie sich verändern und dabei künstliche Transfettsäuren entwickeln. Im Gegensatz zu guten, natürlichen Fetten und Ölen erhöhen Transfette den »schlechten« Cholesterinwert im Blut zum Nachteil der »guten« Cholesterin-Varianten – Sie wissen es: Damit steigt die Gefahr für eine Erkrankung der Gefäße und für einen Schlaganfall oder Herzinfarkt. Vor allem aber sind Transfette ein weiterer Faktor, der zu Diabetes und zu Entzündungen führen kann. Bisher ist im restlichen Europa oder in Deutschland keine Einschränkung des Transfettsäuregehaltes in Lebensmitteln vorgesehen. Von einem Verbot ganz zu schweigen. Wenn Sie sich also hierzulande vor diesen »Killerfetten« schützen wollen, müssen Sie selbst auf sich aufpassen. Hier noch einmal eine Liste der Lebensmittel, die vor Transfetten nur so »triefen«: Chips, alle frittierten Lebensmittel (Pommes, Chickenwings, Schnitzel aus der Fritteuse), Ausgebackenes wie Croissants, Krapfen oder Blätterteig, Fertigsuppen, Bratensoßen, Wurst, Müsliriegel oder Frühstücksflocken.

Burn-out-Faktor 2: Mangelnde Bewegung

Wenn man davon ausgeht, dass der menschliche Körper in seiner Gestalt und seiner Leistungsfähigkeit einen Zweck hat, sieht man auf den ersten Blick, dass er zum Gehen gemacht ist. Wir haben lange Beine, mit denen wir beim Gehen und Laufen weit ausschreiten können. Die Füße dirigieren uns in jede Richtung. Der Leib beherbergt Lungen und Herz, die erst dann so richtig ihre Kapazitäten entfalten können, wenn wir unseren Körper gezielt fordern. Mit den Armen können wir Schwung holen, der Kopf mit den nach vorne gerichteten Augen ist unser Navigationssystem. Die Muskeln im ganzen Körper brauchen Bewegung und Training, damit wir Körperspannung aufbauen können.

Und richtig: Bis vor ein oder zwei Generationen war es völlig normal, mehrere Kilometer zur Schule zu gehen. Bauern gingen mit ihren Waren zum Markt in die nächste Stadt, Handwerksgesellen bereisten teilweise ganz Europa auf »Schusters Rappen«, also zu Fuß. Und wie sieht es mit unserer Bewegung aus?

Kaum 500 Meter legt ein moderner »Schreibtischtäter« am Tag zurück. Das ist viel, viel zu wenig, um unsere Muskeln, unser Herz oder unsere Lungen auszulasten. Und zu wenig, um unsere Zellen und die Mitochondrien ausreichend mit Sauerstoff zu versorgen.

Wie wir es nicht machen sollten ...

Die Therapeuten in Reha-Zentren erleben es immer wieder: Erst ein drastischer Einschnitt in ihre Gesundheit konnte Patienten davon überzeugen, wie wichtig eine regelmäßige körperliche Aktivität ist. Wenn erst Herzinfarktüberlebende und Krebspatienten mit therapeutischer Hilfe wieder entdecken, wie gut ihnen der Sport tut und wie stark sie dadurch werden, ist über viele Jahre etwas schiefgegangen. Dann haben wir jahrelang auf wesentliche Faktoren, die unsere Gesundheit erhalten und stärken, verzichtet – auf regelmäßige Bewegung und deren positive Folgen: eine harmonisierende Wirkung auf den Stoffwechsel, den Kreislauf, den Hormonhaushalt und die Verdauung.

> Wer träge ist, lässt zu, dass sich in seinem Körper Arteriosklerose breitmacht und die Muskeln abgebaut werden.
> Bewegungsarmut leistet einem späteren geistigen Verfall Vorschub: Neueste Forschungen zeigen, dass Demenz bei körperlich inaktiven Personen häufiger auftritt.
> Bewegung baut Spannung ab. Wer sich nicht bewegt, erleichtert Stress, Verspannungen und depressiven Verstimmungen, sich zu manifestieren.
> Das Immunsystem leidet unter einem Zuwenig an Bewegung.

Peter, der einst als Fahrradkurier Geld verdient hat, wird immer müder und »schlaffer« – ein Anzeichen dafür, dass die gesamte Lebenskraft massiv absinkt. Wenn auch Sie lieber auf der Couch liegen, als einmal schnell um die Häuser zu laufen, wenn Sie den Lift nehmen statt die Treppe, wenn Sie öfter krank sind und sich innerlich »so komisch schwach« fühlen – dann versucht Ihr Körper bereits, Sie mit seiner Botschaft zu erreichen: »Du tust mir weh. Kümmere dich um mich, sonst sind die Mitochondrien und ich auch irgendwann am Ende unserer Kraft, und ich muss dich im Stich lassen.«

Sie spüren es meist ganz genau, wenn Sie die Stufe erreichen, auf der Ihr Körper keine Power mehr hat. Diese Stufe ist die konditionelle Vorstufe zum Burn-out.

Burn-out-Faktor 3: Entzündungen im Körper

Ein Körper, der über lange Zeit nicht genug Erholung und Training hatte, ist der ideale Schauplatz für einen weiteren Faktor, der oft lange Zeit unerkannt schlummert, ehe er mit Macht ausbricht. Gibt es das – Entzündungen im Organismus, die man nicht bemerkt? Die Antwort lautet: Ja, es gibt diese Entzündungen, und sie sind weder selten noch unerforscht. So weiß man heute, dass das erste physische und psychische Trauma, das wir erleben, unsere Geburt ist: Jeder von uns kommt mit einer Stauchung im Halswirbelbereich zur Welt – eine Verletzung, die entsteht, wenn wir uns durch den Geburtskanal ins Leben kämpfen, und die zu einer »kalten« Entzündung führt, die bisher nicht behandelt wird!

Man weiß heute auch, dass eine so erschreckende Erkrankung wie Krebs oft in einem Organismus entsteht, der über längere Zeit mit Entzündungen (Inflammationen) zu kämpfen hatten. Es leuchtet ein, dass entzündetes Zahnfleisch, chronische Bronchitis oder Rheuma den Körper belasten.

Dass ein geschwächter Organismus mit Eingriffen und Infekten nicht mehr gut umgehen kann, liegt auf der Hand. Doch diese Entzündungen sind an der Oberfläche und werden in aller Regel gut behandelt. Umso verderblicher sind Entzündungen, die wir nicht ernst oder gar nicht erst wahrnehmen! Sie entstehen meist nicht durch eine Infektion, sondern sind, wie Nahrungsmittelunverträglichkeiten und Allergien, Folgen der bereits beschriebenen Umweltfaktoren, Folgen von Nebenwirkungen von Medikamenten (Antibiotika, Cholesterinsenker, Blutdrucksenker, Diabetesmedikamente, Potenzmittel) und vielem mehr. Zu diesen still im Körper ablaufenden Entzündungen gehören beispielsweise ein chronisch entzündeter Darm (siehe Leaky-Gut-Syndrom, Seite 120 ff.) oder eine Eierstockentzündung.

Allergien

Viele Menschen betrachten auch Allergien bei sich und bei anderen als eine Art Erkrankung zweiter Klasse. So, als seien sie nicht ganz ernst zu nehmen. Doch Nahrungsmittelunverträglichkeiten, Allergien auf Tierhaare und Hausstaubmilben, Reaktionen auf blühende Gräser, Bäume und Büsche sind nicht nur im Vormarsch begriffen. Sie sind ernst zu nehmende Erkrankungen – vor allem deshalb, weil sie allesamt von Entzündungen begleitet werden.

Nur ein Beispiel mehr finden wir in der Kosmetik: Die dahinterstehende Industrie beruhigt uns Verbraucher meist mit Zahlen. Da heißt es dann, dass zwar nahezu 100 Prozent der Bevölkerung Kosmetika aller Art benutzen – davon aber nur etwa 0,1 Prozent eine Allergie durch die Inhaltsstoffe erwerben. Wer mitdenkt und zuhört, entdeckt: Etwa 80 000 Menschen in Deutschland entwickeln aufgrund der Cremes etc., die sie benutzen, eine Allergie. Pro Jahr! Das sind in zehn Jahren 800 000 Personen. Wenn Sie bereits Allergien haben, dann lesen Sie vor dem Kauf von Kosmetika die Inhaltsstoffe durch, und achten Sie vor allem auf die enthaltenen Duftstoffe: Nachgewiesen ist, dass Duft- und Konservierungsstoffe wie Eichenmoos (Evernia pruastri extract), Baummoos (Evernia furfuracea extract), Isoeugenol und Zimtaldehyd (Cinnamal) besonders schnell zu Reizungen führen.

Entzündungen durch freie Radikale
Wussten Sie, dass etwa fünf Prozent des Sauerstoffs, den wir einatmen, im Körper in freie Radikale umgewandelt werden, die zu Entzündungen führen? Freie Radikale sind, chemisch betrachtet, instabile Sauerstoffverbindungen mit einem ungepaarten Elektron. Diese Instabilität versuchen

die Moleküle auszugleichen, indem sie andere Moleküle angreifen, ihnen ein Elektron entreißen und so selbst wieder stabil werden. Dieser Prozess des Elektronentransfers wird Oxidation genannt. Obwohl freie Radikale in jeder Sekunde im Körper gebildet werden, kann der junge, gesunde Körper die schädlichen Effekte ausgleichen. Je älter wir werden, desto stärker sind wir auf die in der Nahrung enthaltenen Antioxidantien angewiesen, die aufgrund ihrer chemischen Struktur Elektronen abgeben und damit freie Radikale neutralisieren können. Hohe antioxidative Wirkung wurde nachgewiesen für Vitamin A, C und E (Tocopherol), Betacarotin sowie sekundäre Pflanzenwirkstoffe, wie Polyphenole oder Flavonoide, und Isoflavone in Rosmarin, Oliven, Salbei, grünem Tee, Bananen, Äpfeln, Tomaten, Möhren etc. Antioxidantien haben generell eine entzündungshemmende Wirkung. Wer sich häufig von Fast Food, Fertigprodukten und industriell behandelten Lebensmitteln ernährt, nimmt automatisch viele Kohlenhydrate, Nitrate und Transfette zu sich. Er riskiert damit ein wachsendes Defizit an natürlichen Antioxidantien und unterstützt die Neigung zu Entzündungen im Körper.

Vorsorge und Gesundheits-Check-up

Wenn sich Allergien verstärken, wenn Sie entzündliche Prozesse zunehmend schlechter in den Griff bekommen, wenn Heilungsprozesse deutlich länger dauern, als Sie es gewohnt sind – und vor allem, wenn Sie entzündliche Darmreaktionen entwickeln – wie Morbus Crohn oder Colitis ulcerosa –, gehen Sie regelmäßig zum Arzt oder Heilpraktiker und lassen Sie die möglichen Check-ups machen. Blutuntersuchungen decken Entzündungen auf!

Machen Sie nicht den Fehler, den Besuch bei einem Arzt oder Heilpraktiker zu unterlassen, wenn Sie sich müde und krank fühlen. Sie schaden damit aktiv den Mitochondrien, denn bei Entzündungen ist der zelluläre Energiebedarf gesteigert: Die Mitochondrien arbeiten dann bereits auf Hochtouren. Diese Überproduktion an Energie belastet die Mitochondrien und schwächt sie auf Dauer – sie geraten in Stress.

Burn-out-Faktor 4: Das Leaky-Gut-Syndrom

Es mag Peter T. wie eine kleine Unpässlichkeit vorgekommen sein, dass er zunehmend unter Verdauungsbeschwerden litt, in Wirklichkeit sind sie ein Alarmzeichen ersten Ranges. Um das zu erklären, gehen wir noch einmal in die Tiefe – und statten unserem Magen-Darm-System einen kurzen Besuch ab.

Der Prozess, mit dem der Körper die Nahrung in kleinste chemische Bestandteile zerlegt und diese dorthin transportiert, wo sie gebraucht werden, während gleichzeitig die entstehenden »Abfälle« entsorgt werden, nennt man Stoffwechsel. Von dem haben Sie schon x-mal in Ihrem Leben gehört und gelesen, aber vielleicht haben Sie Lust, sich jetzt noch einmal mit ihm zu beschäftigen – schon damit Sie die Fehler, die Peter T. gemacht hat, nicht unwissentlich wiederholen …

Zu Besuch bei Magen und Darm

Stoffwechsel – das sind all die spannenden und komplexen Prozesse, die nötig sind, um beispielsweise den Apfel, den Sie essen, in die elementaren Stoffe aufzuspalten, die zum Schluss das Zytoplasma unserer Zellen erreichen.

Dreh- und Angelpunkt des Stoffwechsels sind Magen und Darm. Zu diesem Organsystem, das sich wie ein elastischer, zum Großteil mehrfach geschlungener Schlauch in unserer Mitte befindet, gehört streng genommen übrigens auch der Mund: Wenn wir ein Stückchen Pizza, eine Gabel Rohkostsalat oder einen Keks in den Mund schieben, beginnen wir fast automatisch zu kauen. Wir zermalmen den Happen, genießen den Geschmack, schlucken – und von da an ist das Essen für uns »aus den Augen, aus dem Sinn«. Doch der Happen geht erst jetzt, mehr oder weniger gut vorgekaut, auf seine große Reise. Im Mund ist er zudem bereits zum ersten Mal (im Speichel) mit den chemischen Substanzen in Berührung gekommen, die ab nun aktiv den Stoffwechselvorgang im Magen- und Darmsystem vorantreiben. Um diesen Prozess besser erklären zu können, habe ich ein Beispiel gefunden und ihn für Sie in kleine »Häppchen« unterteilt.

Stück für Stück

Am besten stellen Sie sich das ganze Magen- und Darmsystem wie eine lang gezogene Halle vor, in der nicht montiert, sondern de-montiert wird. So, als würde unser Speisebrei langsam, aber sicher in all seine Bestandteile zerlegt werden – einem Auto gleich, das Stück für Stück auseinandergenommen wird, bis am Ende der Schrott herauskommt, den keiner mehr verwenden kann.

> Im Magen parkt der Körper die Nahrung vorübergehend und schubst sie dann in kleinen Mengen in den Darm. Der Magen bildet in den Hauptzellen das Enzym Pepsin, das die Nahrungseiweiße in verdauliche Stücke spaltet. Fette und Kohlenhydrate durchqueren den Magen noch ungehindert. Ganz nebenbei ist der Magen ein Killer in unserem Auftrag: Zusammen bildet sein Drüsensystem zwei Liter Salzsäure und Pepsin, den Magensaft. Die Bekanntschaft

mit der Salzsäure überleben die meisten Bakterien und anderen Krankheitserreger nicht.

> Die erste Station nach dem Magen ist der etwa 30 Zentimeter lange Zwölffingerdarm. Er ist wie ein Bassin, in das die großen Verdauungsdrüsen Leber, Gallenblase und Bauchspeicheldrüse all die Hilfsstoffe regnen lassen, die sie extra herstellen, damit der träge vorbeitriftende Nahrungsbrei weiter bearbeitet werden kann. Diese Hilfsflüssigkeiten, wie die Galle, lösen erste chemische Bestandteile ab. Um beim Beispiel »Auto« zu bleiben: Hier würden z.B. der Lack abgelöst, die Scheiben herausgebrochen und die Reifen abmontiert.

> Von dort ruckelt unser Speisebrei in den Dünndarm. Hier rücken nun die Demontage-Mannschaften in großer Zahl heran und machen sich energisch am Nahrungsbrei zu schaffen. Erste Kleinteile werden schon an die Darmschleimhaut weitergereicht. Im Dünndarm, der reich an hormonbildenden Zellen ist, wird auch das Serotonin, unser Glückshormon, produziert. Zudem ist der Dünndarm auch so etwas wie eine Trockenstation, denn hier entzieht der Darm dem Nahrungsbrei 80 Prozent des Wassers.

> Im Dickdarm geht es nun richtig zur Sache: Hier ist das Zuhause unserer Darmflora, die aus einer Vielzahl unterschiedlichster Mikroorganismen wie Bakterien, Einzellern und Viren besteht. Hier leben mehr als 400 Bakterienarten mit einer stattlichen Population von etwa zehn Billionen Einzelwesen, die zusammen unglaubliche eineinhalb Kilogramm auf die Waage bringen. Sie stürzen sich nun auf den Rest des Speisebreis und lösen alles, was nicht niet- und nagelfest ist, auf, bis zum Schluss lauter nichtverdauliche Dinge übrig bleiben. Parallel wird dem Speisebrei weiter

Wasser entzogen, gleichzeitig wird Schleim beigemischt, um ihn als Stuhl gleitfähig zu machen.

Die letzte Station unseres Speisebreis ist das Schließmuskelsystem des Darms. Hat der Speisebrei es bis hierhin geschafft, nehmen wir seine Existenz plötzlich wieder wahr: Wir gehen zur Toilette, wenn wir einen gewissen Druck spüren.

Warum ein gesunder Darm so wichtig ist
Wenn Sie sich jetzt fragen, wohin eigentlich all diese ausgelösten Elemente verschwinden, dann haben Sie erkannt, worum es geht: Das Wunder im Darm ist die Schleimhaut, mit der er innen ausgekleidet ist. Insgesamt ist die Darmschleimhaut unfassbare 400 bis 500 Quadratmeter groß, und vor allem im Bereich des Dünndarms ist sie sehr stark gefaltet. Die Darmschleimhaut ist so etwas wie die »Mutter des Stoffwechsels«, die alle Hände voll zu tun hat:

> Sie »saugt« die aufbereiteten Nähr- und Vitalstoffe auf.
> Sie nimmt sie an der Innenseite auf und leitet sie »durch
> sich selbst hindurch« zur Außenseite. Die Außenseite des
> Darms liegt im Bauchraum. Hier strömen unablässig Blut
> und Lymphe vorüber, in die nun die Nähr- und Vitalstoffe
> abgegeben werden. Das Blut eilt mit der neuen Lieferung
> davon und transportiert sie zu den Zellen ...
> Zusätzlich schützt uns der Darm, denn in ihm sind einige
> wichtige Filialen unseres Immunsystems angelegt: Ein Teil
> liegt im Dünndarm, die Wand des Blinddarms ist reich
> an Lymphgefäßen, somit dient der Wurmfortsatz als
> Ab-wehrorgan und kann Eindringlinge bekämpfen. Eine
> wichtige Rolle bei der Abwehr von Viren, Bakterien und
> schädlichen Fremdstoffen spielt das spezielle lymphatische

Gewebe, es besteht aus zahlreichen Lymphknoten in der Schleimhaut.

Sie sehen: Wenn der Darm gesund ist, ist er ein voll ausgelastetes Organ, das ununterbrochen für unsere Erhaltung sorgt. Von einem »trägen Darm« zu sprechen, ist geradezu unerhört! Doch manchmal lässt der Darm uns im Stich – dann nämlich, wenn er erkrankt. Was unsere Darmschleimhaut krank macht? Alles, was die Darmbakterien stört: Antibiotika, falsche Ernährung, Infektionskrankheiten und Entzündungen. Einen solchermaßen erkrankten Darm nennt man »leaky gut« (auf Deutsch: löchriger Darm), das Krankheitsbild »Leaky-Gut-Syndrom«. Sie spüren das, wenn Sie Verstopfung, Durchfall oder Blähungen bekommen. Die Folgen sind weitreichend:

> Die Versorgung der Zellen und Mitochondrien mit Nährstoffen wird mager. Zu dieser Katastrophe gesellt sich eine zweite: Durch eine erkrankte Darmschleimhaut gelangen schädliche Stoffe wie Giftstoffe und unverdaute Nahrungsbestandteile ins Körperinnere. Das heißt, Stoffe, die ausgeschieden werden müssen, gehen ins Blut über und von dort in die Zellen und ins Gewebe.

Verdauungsprobleme ernst nehmen

Dass also Peter T. seinem Organismus schadet, hätte er nicht nur an seinen Herz-, sondern vor allem an seinen Verdauungsproblemen erkennen können. Sie sind ein untrügliches Zeichen dafür, dass der Gesundheit des Organismus ein heftiger Schlag versetzt wurde.

Zusammengefasst folgt die Kette der Untergangsfaktoren dieser Reihenfolge: Durch falsche Ernährung entstehen Darm- und Resorptionsstörungen bis zu Übersäuerung, Antioxidantienmangel und Selbstvergiftung. Verstärkt wird diese üble Kette noch durch die Menge an Schwermetallen, Insektiziden, Pestiziden, Fungiziden und Lebensmittelzusatzstoffen in unserer Ernährung. Dies alles führt zu einer Unterversorgung der Zellen mit Spurenelementen, Mineralien, Vitaminen und Aminosäuren, sodass die Mitochondrien in ihrer Leistungsfähigkeit zunehmend eingeschränkt werden.

Ein erkranktes Magen-Darm-System ist deshalb die erste Stufe zum Burn-out, weil von da an die Mitochondrien nicht mehr optimal mit Vitalstoffen versorgt werden können. Sie geraten unter Stress.

Burn-out-Faktor 5: Medikamente

Wenn man Halsweh hat, lutscht man eine Tablette. Wenn man Bluthochdruck hat, schluckt man eine Tablette. Wenn man Magenschmerzen hat, hofft man, dass eine Tablette hilft: In manchen Haushalten gibt es ganze Schränke, in denen sich eine Arzneimittelauswahl wie in einer Apotheke befindet. Wir sind es heute einfach gewohnt, Medikamente als etwas durch und durch Positives zu sehen, retten moderne Heilmittel doch nur allzu oft unsere Gesundheit oder sogar unser Leben: Der medizinische Standard in Westeuropa ist so hoch wie nie und wird höchstens noch von den medizinischen Möglichkeiten in den USA überboten, wo ärztliche Hilfe allerdings meist noch ein teures Privatvergnügen ist. Wenn wir erkranken, wenden wir uns an einen Arzt oder Heilpraktiker im Vertrauen darauf, dass es Medikamente und Therapien gibt, die uns helfen werden. Trotzdem ist man verblüfft zu lesen, dass im Jahr 2005 Deutschland beim Arzneimittelkonsum weltweit an dritter Stelle lag!

Ihre Wirkung im Körper

Ohne näher auf die hochkomplexe Wirkungsweise der Medikamente in unserem Körper einzugehen, kann man sagen, dass jede Arznei – von homöopathischen Globuli über Tropfen auf Pflanzenbasis oder Antibiotika bis zur Chemotherapie – ins Körpergeschehen eingreift. Neben der gewünschten Wirkung auf Immunsystem, Blutdruck, Organe und ihre Funktionen, muss man einen Blick auf die Nebenwirkungen haben, die auf (fast) jedem Beipackzettel viel Platz einnehmen. Kaum jemand macht sich Gedanken darüber, dass die Organe, die für den Abbau des »Körperabfalls« zuständig sind, auch die Reste der Medikamente verarbeiten müssen: Kein Wunder, dass bei akutem Leber- und Nierenversagen oft Schmerzmittel im Spiel sind, die vom Betroffenen über lange Zeit und in hohen Dosen eingenommen wurden: 30 Prozent dieser Arzneimittel können allergische und toxische Reaktionen auslösen, die die Membran oder den Zellstoffwechsel schädigen – und auch die Mitochondrien.

Wenn Medikamente schaden …

Dank der unablässigen Kontrollen und Tests, die die Pharmaindustrie und die Forschung im Medikamentensektor betreiben, wissen wir heute bereits sehr genau, welche Auswirkungen Arzneien auf die Mitochondrien haben. Vergessen Sie nie, dass Ihre Mitochondrien Bakterien sind, die ihre besonderen Fähigkeiten in Ihre Dienste gestellt haben. Wir wissen aus Tests (siehe Kasten S. 127 f.), wie Mitochondrien auf Medikamente reagieren und welche schweren Schäden sie davontragen:

> Einige Antibiotika schädigen die Mitochondrien sozusagen bei einem »Rundumschlag«, weil die Medikamente nicht zwischen »guten« und »schlechten« Bakterien unterschei-

den können: So wie sie die Darmflora teilweise töten, schädigen sie auch die Mitochondrien.

> Auch verschiedene Krebsmittel und Medikamente der HIV-Therapie beeinträchtigen die Leistung der Mitochondrien.
> Aspirin behindert den Fluss der Elektronen in den Mitochondrien.
> Antibiotika, die Aminoglykoside enthalten, unterbinden die Verdopplung des B-Genoms, sodass die Produktion der Erbinformationen in den Mitochondrien zum Erliegen kommt.
> Das Anti-Diabetes-Medikament Metformin greift in den Zitronensäurezyklus ein.
> Betablocker führen zu oxidativem Stress.

Wie Toxine und Umweltgifte beschädigen also auch Medikamente den Körper unserer Mitochondrien, setzen sie unter Stress und beeinträchtigen ihre Arbeit.

Antibiotika schaden allen Bakterien – auch den guten!
Wie Antibiotika auf unsere Mitochondrien wirken, beschäftigte die Wissenschaftler im Team um James Collins von der Universität Boston. Sie fragten sich: »Wenn Antibiotika die Aufgabe haben, Bakterien zu töten – was machen sie mit unseren Mitochondrien, die doch im Grunde auch Bakterien sind?« Die Forscher verabreichten Mäusen Antibiotika. Vier Tage lang geschah gar nichts: Die Mäuse bekamen das Medikament, und die kleinen Kraftwerke in den Mäusezellen arbeiteten zuverlässig und perfekt. Am vierten Tag dann die Bestätigung dessen, was man im Grunde befürchtet hatte: Funktionsstörungen der Mitochondrien! Seit

diesem Experiment wissen wir, das bestimmte Antibiotika die Ribosomen der Mitochondrien zerstören.

Antibiotika lassen auch die Zelle nicht ungeschoren davonkommen: Am Träger der Erbmasse im Zellkern, also an der DNS, ließen sich ebenso wie an den Eiweiß- und Fettbausteinen Folgen eines oxidativen Stresses nachweisen. Und es kam noch schlimmer: Bei den Mäusen kam es zu einem Abfall der Glutathion-Konzentration. Glutathion gehört zur körpereigenen Spezialtruppe der Antioxidantien, die für das Abfangen der freien Radikale zuständig sind (siehe Seite 162). Der Bestand an Glutathion in den Zellen sinkt immer dann, wenn besonders viele freie Radikale in der Zelle Unheil anrichten und das Glutathion im Dauereinsatz ist. Wenn die Vorräte erschöpft sind, ist die Zelle den Sauerstoffradikalen ungeschützt ausgeliefert.

Arzneimittelrückstände in der Umwelt

Und damit nicht genug. Denn Reste von Arzneimitteln bleiben nicht nur lange im Körper. Wir nehmen zusätzlich und unwissentlich in steigendem Maß aus der Umwelt Arzneimittelrückstände auf – und zwar aus dem Trinkwasser! Untersuchungen des Wassers in Bächen, Flüssen und Seen, im Grund- und im Trinkwasser zeigen etwa seit Mitte der 1990er-Jahre eine ansteigende Menge von Arzneimitteln oder deren Rückständen. Wo kommen die Medikamente her? Ganz einfach: Sie gelangen über unsere Ausscheidungen und die unserer Nutztiere (Urin, Kot) ins Brauchwasser und »überleben«, offensichtlich unbeschadet, die Reinigungsversuche in den Kläranlagen. Hinzu kommen Tabletten und Co., die wir nicht mehr brauchen und lieber in die Toilette spülen, als sie sachgemäß zu entsorgen.

Unreflektierte Einnahme von Arzneimitteln

Der Fehler, den Peter T. macht, ist nicht, dass er Medikamente, die ihm verschrieben werden, einnimmt. Der Fehler ist seine grundsätzliche Haltung: Er hofft, dass er nicht auf die Signale seines Körpers hören muss. Er hofft, dass die Medikamente ihm dabei helfen, weiter so zu funktionieren – ohne dass er selbst etwas an der Art und Weise, mit sich und dem Leben umzugehen, ändern muss. Wenn man sehr streng ist, könnte man sagen, dass er im Grunde Medikamentenmissbrauch betreibt.

Initialzündung Stress

Über Stress ist schon viel geschrieben worden. Und da ich Sie nicht langweilen will, möchte ich Ihnen anvertrauen, zu welcher Definition von Stress ich im Lauf der langjährigen Arbeit in meiner Naturheilkunde-Praxis gekommen bin: Lassen Sie mich Stress als eine Situation definieren, in der sich zu einer großen Anstrengung das unheilvolle Gefühl der Angst gesellt. Denn erst dann, wenn uns während einer Anstrengung oder Anspannung die Angst heimsucht, geraten wir in Stress. Erst dann, wenn zum beruflichen Wechsel oder zur Pflege der Eltern unsere Ängste sich regen, wird es eng in uns. Dann ziehen sich die Muskeln zusammen, dann steigt der Blutdruck, und es versammeln sich alle Stresssymptome, die die Menschheit seit Urzeiten kennt.

Wer sensibel ist, dem hat sich vielleicht selbst beim Lesen der Situation, in die sich Peter T. hineinmanövriert hat, der Magen zusammengezogen …

Wissenschaftlich anerkannt als stressauslösende Erlebnisse sind:

> Traumatisierungen oder Schockerlebnisse wie Kriegsereignisse oder der Tod eines Partners/der Eltern/eines Kindes
> Mobbing
> Verlust des Arbeitsplatzes
> Starke, anhaltende geistige und seelische und/oder körperliche Belastungen
> Dauerhafte Auseinandersetzungen und Konflikte
> Hektik, Terminstress
> Enttäuschungen, Trennungen
> Angstgefühle, Liebes- und Kontaktmangel
> Lärmbelästigungen
> Widrige Wohnverhältnisse
> Finanzielle Probleme
> Unerfüllte Sehnsüchte und Kummer

Die Ängste, die solche schweren Schocks und Schicksalsschläge auslösen, sind von Mensch zu Mensch verschieden. Nun ist es aber bei Weitem nicht so, dass jeder, der sich gestresst fühlt, eines dieser auslösenden Erlebnisse hatte. Woher kommt also das Gefühl, gestresst zu sein?

Ein allgegenwärtiges Phänomen

Unser tägliches Arbeitspensum hat in den letzten Jahren stark zugenommen, und wir gehen, ähnlich wie Peter T., ständig über unsere Grenzen. Wenn gleichzeitig der Ausgleich, die Erholung fehlt, muss daraus zwangsläufig eine körperliche und psychische Überbelastung resultieren. So verständlich und weitverbreitet das Phänomen auch ist – man fragt sich doch, warum jeder sich für gestresst hält, ohne etwas dagegen zu tun.

Die Gründe sind in unserer Lebensweise zu suchen, sozusagen im Gesamtzustand unserer Gesellschaft. Wer gibt gerne zu, dass er überfordert ist? Eigentlich niemand, denn persönlich klassifizieren wir auftretende Symptome von Stress oft als Schwäche, die wir uns selbst oder gar anderen gegenüber nicht eingestehen. Warum? Die Antwort kennen Sie: Wir müssen im heute normalen Arbeitsablauf funktionieren und dürfen tatsächlich keinerlei Schwäche zeigen, um nicht ausgegrenzt zu werden. Es ist aber wichtig, zu verstehen und zu akzeptieren, wo wir Probleme haben, um diese lösen zu können.

Wenn der Stress die Oberhand gewinnt ...

Statt sich mit den Problemen zu beschäftigen, arbeiten wir also weiter im altbekannten Rhythmus, überfordern uns dabei immer mehr und übersehen die nun auch immer massiver werdenden körperliche Symptome, wie Kopf- und Rückenschmerzen, Schlafstörungen, Magen- und Darmbeschwerden etc. Wir geraten in einen Teufelskreis, in eine Spirale, die sich immer weiter nach unten schraubt:

> Die einfachste »Kur« scheint zu sein, die vermeintliche körperliche Schwäche mit Medikamenten zu beheben. Wer das schon einmal versucht hat, weiß: Es besteht die Gefahr, dass sich die Beschwerden einen anderen Weg suchen und sich auf der psychischen Ebene zeigen, auch wenn vielleicht die körperlichen Beschwerden vorüber sind.

> Nun beginnt sich das nächtliche Stresskarussell zu drehen, das viele mit einem weiteren Griff in den Arzneischrank quittieren: Beruhigungsmittel und Psychopharmaka werden eingenommen, um weiter funktionieren zu können. Doch da die Ursache nicht beseitigt ist, gewöhnt sich der Körper an die Medikamente. Also wird die Dosis erhöht, um die gewünschte Wirkung zu erzielen. Wer jemals den Beipackzettel dieser Mittel gelesen hat, weiß, was sie im armen, gestressten Körper auslösen: Da ist von der Veränderung

des Blutbildes zu lesen, von Herzproblemen, Gewichtszunahme, Antriebsschwäche, Leberschädigung bis hin zu Wahrnehmungsstörungen ...

> Der Stresspegel nimmt zu, und so beginnt der letzte Akt. Das ist der entscheidende, denn nun verwandelt sich der Stress in etwas anderes: Der gequälte Mensch schleicht sich langsam aus dem sozialen Umfeld heraus. Denn mit wem soll er sprechen über die nächtlichen Schweißausbrüche, die Mattigkeit beim Aufwachen, die Ängste vor den Anforderungen? Wenn er jetzt keine wirkliche Geborgenheit hat, ist er bald ein Außenseiter. Und die Mitochondrien? Man hat herausgefunden, dass die Mini-Energie-Kraftwerke als lebende Organismen unmittelbar auf Schocks reagieren. Sie zeigen schlechtere Werte, wenn eine schlechte Nachricht oder ein plötzlicher Schreck ihren »Besitzer« erschüttern. Bleiben solche schlimmen Zustände über längere Zeit bestehen, geraten ihre Funktionen nachweislich durcheinander! So kommt zum Stresserleben eine zunehmende körperliche Schwäche – bedingt durch die Schwächung der Mitochondrien (siehe Notstrom-Aggregat, Seite 139).

Wie Depressionen entstehen ...
Wer in einer Depression steckt, weiß, dass das mehr ist, als »schlecht drauf« zu sein. Wenn sich alles freudlos anfühlt und die leichtesten Dinge schwerfallen, dann hat die Depression ihr graues Haupt erhoben. Typische Anzeichen sind wenig Appetit und Schlafstörungen, die verhindern, dass man wieder Kraft schöpft. Man geht zum Arzt. Der weiß, dass neben den Genen und der tatsächlich vorhandenen Belastung auch die Botenstoffe im Gehirn eine große Rolle spielen. Bei Depressionen geraten die Botenstoffe

aus dem Gleichgewicht – vor allem mangelt es am stimmungsaufhellenden Hormon Serotonin. Es werden also Antidepressiva gegeben

Seit Jahren richtet die Forschung ihren Blick auf eine andere Ursache, und zwar auf das Immunsystem. Wissenschaftler aus aller Welt sind dem Zusammenhang von Depressionen und entzündlichen Prozessen auf der Spur und haben schon Hinweise gefunden, dass beide miteinander verbunden sein könnten. So treten bei Patienten mit Immunkrankheiten, wie rheumatoide Arthritis oder Schuppenflechte, Depressionen häufiger auf. Andersherum zeigt sich, dass Depressive unter entzündlichen Darmerkrankungen, Allergien, Asthma und Neurodermitis leiden.

Es ist noch nicht ganz klar, was Ursache und was Folge ist: Lösen Entzündungsprozesse die Depression aus, oder sind die Depressionen verantwortlich für die Entzündungen?

Man weiß, dass Stress eine große Rolle spielt, da auch er zu einer dauerhaften Aktivierung des Immunsystems führt. Ebenso ist ungesundes Essen ein Faktor, der Entzündungen fördert, während Obst, Gemüse und Omega-3-Fettsäuren sowie eine vitalstoffreiche Ernährung und Bewegung diese im Zaum halten.

Ein weiteres Risiko, an Depressionen zu erkranken, ist Fettleibigkeit: Vor allem im Bauchfett lagern große Mengen an Stoffen (Zytokine), die das Wachstum und die Differenzierung der Zellen regulieren. Sie werden auch als Wachstumsfaktoren bezeichnet und spielen eine wichtige Rolle bei immunologischen Reaktionen und Entzündungsprozessen.

Burn-out – eine Gesellschaftskrankheit

Betrachten Sie einmal sich selbst oder Menschen, die Ihnen nahestehen. So sieht der Tagesablauf in der Regel aus: Morgens gegen 6.00 Uhr stehen wir auf, dann wird schnell bis gar nicht gefrühstückt. Es folgt der Weg zur Arbeit. Dort muss der Arbeitsalltag bewältigt werden. Mittags ist oft keine oder nur wenig Zeit für eine vernünftige Mahlzeit und eine entspannende Pause. Zwischen 18.00 und 20.00 Uhr kommt man geschafft nach Hause, oft warten dort auch noch Aufgaben, Kinder wollen bespaßt werden etc. Zwar wird dem Abendessen meist eine größere Bedeutung eingeräumt, doch in der Regel ist es zu spät, um richtig auszuruhen, Sport zu treiben, Freunde zu treffen und einfach zu entspannen. Wer dann noch zu spät schlafen geht, beraubt sich selbst des Regenerationsprogramms, das Körper, Geist und Seele umso dringender brauchen, je gestresster man ist.

Wo bleibt bei diesem Lebensstil die Erholung? Wenn dann noch etwas Unvorhergesehenes passiert, wenn zusätzlich Ängste wach werden, dann gerät der Mensch an die Grenzen seiner Kraft. Medizinisch gesehen, spricht man von einem Erschöpfungssyndrom, das einem Großteil der Bevölkerung droht.

Gibt es eine gewisse Anfälligkeit?
Schon diese wenigen Fakten über unser modernes Leben zeigen, dass die meisten von uns sich fast ständig am Rande von Stress bewegen oder mittendrin stecken. Wann und wie sich aus dem Stress ein Erschöpfungssyndrom entwickelt, ist ein schleichender Prozess, der erst dann zum Stehen kommt, wenn sich das Erschöpfungssyndrom in einer seiner beiden Grundformen zeigt: einer Depression oder einem Burn-out. Das Burn-out entsteht in der Regel aufgrund einer lange andauernden Überarbeitung.

Statistisch gesehen erkrankt jeder fünfte Bundesbürger in seinem Leben ein Mal an einer Depression. Depressionen und Burn-out aber sind »Geschwister«. Es liegt an der persönlichen Geschichte, wohin sich im akuten Zustand das Erschöpfungssyndrom entwickelt. Zu den bestimmenden Faktoren zählen:

> Handelt es sich »nur« um eine Arbeitsbelastung?
> Kommt Stress im familiären Bereich dazu?
> Leidet der Betroffene unter mangelnder oder fehlender Anerkennung?
> Wird das Leben zur beständigen negativen Konfrontation mit dem Alltag, mit den Kollegen oder Vorgesetzten?
> Wie stark bilden sich Ängste vor Ablehnung oder einem Versagen aus?
> Ist die Persönlichkeit prinzipiell eher »angespannt«, verkrampft und voller hoher Ideale und Ehrgeiz?
> Wie gut ist die Resilienz, also die Widerstandsfähigkeit, eines Individuums?

Sie sehen, das Erschöpfungssyndrom ist eine vielschichtige Krankheit: Es zeigt sich körperlich, seelisch und emotional. Doch wie auch immer es sich ausprägt: Immer spiegelt sich der monate- oder sogar jahrelange Missbrauch der Gesundheit im Zustand der Mitochondrien. Am Ende summieren sich Fehlernährung, mangelnde Bewegung, nicht behandelte Entzündungen, ein mögliches Leaky-Gut-Syndrom und Stress zu einer elementaren Energiekrise der Mitochondrien, kurz: zur mitochondrialen Dysfunktion.

Burn-out – Mitochondrien in Not

Fassen wir noch einmal zusammen, was während der Zeit, in der sich ein Burn-out entwickelt, aus Sicht der Mitochondrien geschieht, um zu erklären, warum diese Bakterien am Ende ebenso erkranken wie der Mensch, der am Rand seiner Kraft ist – und um zu erfahren, wie beides zusammenhängt.

Der körperliche Verfall im Vorfeld

Vier Faktoren sind es, die Zellen und Mitochondrien über lange Zeit schädigen:

> Durch die Fehlernährung fehlen in den Zellen die Bausteine, die unsere Mitochondrien für das optimale Ausführen der Atmungskette benötigen.
> Transfette werden in die Mitochondrienmembran eingebaut: Diese Teile der Membran entfallen für die Energieproduktion.
> Durch die Bewegungsarmut reduziert sich die Anzahl der Mitochondrien.
> Entzündungen im Körper (chronische Erkrankungen/ Allergien etc.) begegnen die Mitochondrien mit einer Erhöhung der Energieproduktion, was sie auf lange Sicht überfordert und schwächt.
> Ein kranker Darm lässt körperfeindliche Stoffe ins Körperinnere eindringen.
> Haben sich eine Überzahl freier Radikale in den Zellen gebildet, steht also der Stoffwechsel unter oxidativem Stress, wird auch die Arbeit der Mitochondrien beeinträchtigt (siehe Seite 65).
> Bei nitrosativem Stress, wenn also der Körper zu viel Kohlenmonoxid produziert (siehe Seite 79 f.), verändert

sich der Sauerstoffstoffwechsel der Zellen. Sie schalten auf energiearme Gärung um.

Mitochondriale Energiekrise

Bei Stress verstärken sich all diese Faktoren, da der Körper nun mehr Energie braucht, sodass die bereits beeinträchtigten Mitochondrien noch mehr zu leisten versuchen, bis sie ebenso blockiert und erschöpft sind wie wir. Leicht, sich auszumalen, was passiert: Ein energiearmer Mensch kann sich noch schlechter im Alltag behaupten. Der gefühlte Stresspegel steigt ... Und irgendwann bricht man zusammen – mit der Diagnose Burnout.

Wenn die Atmungskette reißt

Auf der biochemischen Ebene, die Sie im Detail auf Seite 46ff. nachlesen können, geschieht Folgendes, das erklärt, warum die Mitochondrien in dieser Situation ihrer Aufgabe nicht mehr nachkommen können und erkranken: Durch den Raubbau am Körper sind auch die Mitochondrien angegriffen. Es gelingt ihnen nicht mehr, die in der inneren Membran ablaufende Atmungskette auszuführen. Das Ergebnis ist, dass die Mitochondrien die benötigte Energie in Form von ATP für die Zellen nur noch verlangsamt und in geringerer Menge bereitstellen können. Somit laufen die Körperfunktionen deutlich langsamer ab, und es kommt zu einer verringerten Ausdauer und Belastbarkeit.

Der Energiemangel in der Zelle

Sie erinnern sich: Die Atmungskette funktioniert wie immerwährendes Ringelreihen-Tanzen.

Statt der Kinder halten sich Phosphate »an den Händen«: Sie sind als ADP-Pärchen aufgestellt (Adenosindiphosphat) und ein drittes Kind (ein allein stehendes Phosphatteil) dazu, sodass eine Dreiergruppe entsteht, das Adenosintriphosphat (ATP). Nach kurzer Zeit spaltet das Pärchen dieses dritte Phosphatteil ab: Dabei entsteht wieder Adenosindiphosphat (ADP) sowie in einer Knallgasreaktion die eigentliche Energie.

Wenn die Mitochondrien diesen Reigen der Atmungskette nicht mehr ausführen können, heißt das, dass es zu viel Zweierpärchen gibt und zu wenige Dreierpärchen. Energetisch gesehen ist das ein alarmierender Mangelzustand, da das ADP-Pärchen nur zwei Phosphate hat, also eine schwache Energie. Und selbst das vorhandene ADP ist nicht stabil: Die beiden Phosphatteile werden auch noch geteilt, sodass nun lauter Adenosinmonophosphate (AMP) herumstehen wie Einzelkinder. In diesem Fall ist die Energiekrise in der Zelle auf dem Höhepunkt, denn der Körper kann AMP nicht regenerieren: Es wird mit dem Urin ausgeschieden und ist für immer verloren.

In dieser Situation ist – auch wenn es seltsam klingt – ein Burn-out-Syndrom oder eine Depression noch das geringste Übel. Wenn die Mitochondrien nicht mehr funktionieren, ist der Boden bereitet für ganz unterschiedliche, jedoch sehr schwere Erkrankungen wie Demenz, Alzheimer, Parkinson, Epilepsie und Schizophrenie, Chronisches Fatigue-Syndrom (CFS), ADS, ADHS und andere Konzentrationsstörungen, Diabetes mellitus, metabolisches Syndrom, Schlaganfall, Arteriosklerose, Nahrungsmittelintoleranz, Allergien, Neurodermitis u.v.m.

All das muss nicht sein. Sie haben viele, viele Möglichkeiten, einen Burn-out gar nicht erst entstehen zu lassen oder ihn im Vorfeld abzufangen. Wie das geht, wie Sie ein gesundes und erfülltes Leben leben und dabei Ihre Mitochondrien stärken, statt zu schwächen – dafür möchte ich Ihnen im folgenden Kapitel Anleitung und Ideen geben, denn die Ernährung ist die Lebensgrundlage Nummer eins unserer Mitochondrien.

Das Notstrom-Aggregat

NO-Gase (nitrosativer Stress, siehe Seite 79 f.) und ein Überschuss an freien Radikalen können im Körper die normale Entgiftungskapazität überlasten. Dabei kann es zur Behinderung des normalen Sauerstoffstoffwechsels in den Zellen kommen. Liegt zusätzlich auch noch ein Vitalstoffmangel vor oder ist der Körper mit Umweltgiften, Schwermetallen oder Entzündungsgiften total überfordert, schaltet die Zelle auf den sogenannten Gärungsstoffwechsel (anaerobe Glykolyse) um – quasi als »Notstrom-Aggregat«. Jetzt wird auch ohne Sauerstoff ATP aus Zucker hergestellt, sogar ohne »lästige Radikale«. Jedoch wird 18-mal so viel Zucker verbraucht wie normalerweise, und Laktat als lästiges »Abfallprodukt« der anaeroben Glykolyse übersäuert den Körper. Auf lange Sicht können diese »Nebenwirkungen« zu chronischen Erkrankungen wie Immunschwäche, Burn-out oder auch Krebs führen. In einer Zelle, die bei diesem Stoffwechsel »hängen geblieben« ist, findet der natürliche Zelltod, die Apoptose, nicht statt. In diesem Fall beginnen Zellen, sich unkontrolliert zu teilen.

Wenn wir jedoch den Körper und somit unsere Zellen mit qualitätvollen Nährstoffen, wie Aminosäuren, Pflanzenwirkstoffen, Schwefelverbindungen, Vitaminen, Mineralien und Spurenelementen, unterstützen, können solche Umschaltungen im Körper rückgängig gemacht werden.

HILFE DURCH ERNÄHRUNG

Zellforscher vermuten, dass wir etwa die Hälfte aller täglich aufgenommenen Kalorien alleine schon für die Herstellung des Moleküls ATP, also für die Energiegewinnung, brauchen. Auf den ersten Blick erstaunt diese Menge. Wenn man jedoch bedenkt, wie abhängig eine ganze Reihe unserer körperlichen Prozesse von der Arbeit der Mitochondrien sind, dann ist das nur logisch. Während wir in den letzten beiden Kapiteln gesehen haben, wie sehr eine Fehlernährung dem Körper schadet, möchte ich Ihnen in den nun folgenden Abschnitten zeigen, wie Sie Ihre kleinen Kraftwerke in positiver Hinsicht durch gesunde Ernährung unterstützen können. Wichtig ist dabei, zu verstehen, in welcher Form Sie die nötigen Nährstoffe, Vitamine und Enzyme am besten erhalten können.

Nur das Beste

Ihre Nachbarin hat mit einer neuen Diät zehn Kilo abgenommen, an der Supermarktkasse versprechen Dutzende Zeitschriftentitel die besten Tricks zu einer gesunden Ernährung, in der Apotheke und im Wartezimmer des Arztes warnen Ratgeber vor den Folgen der »Wohlstandsernährung«. Das verwirrt nicht nur Sie! Wenn Sie herausfinden wollen, was Ihnen wirklich hilft, sollten Sie vorab wissen: Es gibt kein Rezept, das zu 100 Prozent für jeden Menschen passt! Zu unterschiedlich sind unsere genetischen Veranlagungen, unsere Bedürfnisse und vor allem die Bandbreite dessen, was uns gut oder weniger gut bekommt. Sie kommen nicht umhin, selbst daran zu arbeiten und eine Lösung für sich zu suchen.

Doch es gibt auch eine gute Nachricht: Sie können herausfinden, was für Sie und Ihre Lebenssituation die gesündeste Ernährung ausmacht. Wenn Sie allerdings bereits unter Magen-Darm-Beschwerden, Migräneanfällen oder einem Erschöpfungssyndrom leiden, sollten Sie sich unbedingt Hilfe suchen.

Mit jeder Mahlzeit, mit jedem Bissen treffen wir Entscheidungen für unser Wohlergehen. Das muss nicht in Stress ausarten! Essen soll uns nicht nur mit Nährstoffen versorgen, sondern auch Genuss und Lebensfreude schenken. Es macht Spaß, beim Einkaufen aufs Kleingedruckte zu achten und öfter zu Hause neue Rezepte auszuprobieren. Viele meiner Patienten berichten von einem wahren Motivationsschub, wenn sie spüren, wie gut ihnen eine Ernährungsumstellung tut.

Stoffwechseltypen und ihr Essverhalten

Nicht nur das Was entscheidet über gesundes Essen, sondern auch das Wie. Essen Sie auch häufig »nebenbei« oder mal eben auf dem Sprung? Morgens im Stehen, weil so wenig Zeit ist? In der U-Bahn, so diskret wie möglich, um die anderen Fahrgäste nicht zu stören? Stöbern Sie nachts schlaflos in der Küche herum auf Suche nach Essbarem? Haben Sie gerade einen Joghurt gegessen und jetzt Appetit auf ein Wurstbrot?

Im Laufe meiner beruflichen Tätigkeit habe ich einige typische Verhaltensweisen kennengelernt. Das Essverhalten drückt gleichzeitig etwas über den jeweiligen Stoffwechsel mit den dazugehörigen Problemen aus und spiegelt sich meist auch im äußeren Erscheinungsbild. Sie erkennen sich vielleicht in der einen oder anderen Beschreibung wieder.

Je nach Lebensphase und momentaner seelischer Verfassung passen wir unser Verhalten an, sodass sich mal der eine, mal der andere Grundtyp durchsetzt. Um den Stoffwechsel und damit unsere Energiezufuhr für die Mitochondrien wieder ins Gleichgewicht zu bringen, hilft ein bewusstes Gegensteuern nach dem Motto: Gefahr erkannt, Gefahr gebannt.

Die Gekränkten

Sie essen viel und ständig, meist nebenbei, weil sie keine Zeit für Hauptmahlzeiten haben. Ständig raschelt es, wird noch etwas aus der Tasche oder Büroschublade gezogen. Die Kühlschranktür geht pausenlos auf und zu. Darauf angesprochen, meinen die Gekränkten: »Ich esse doch nie!«

Essen ist hier Demonstration des Da-Seins. Die Stimmungslage dieses Typs ist beleidigt, eingeschnappt, verstimmt. Sie fühlen sich missverstanden und zu wenig beachtet. Verdauungsstörungen sind vorprogrammiert, die überhöhte Kalorienzufuhr äußert sich in wachsendem Hüft- und Bauchumfang und diversen gesundheitlichen Problemen.

Eine positivere Grundstimmung und Lebenshaltung muss geschaffen werden. Das kann Arbeit bedeuten, denn manchmal sitzen die Verletzungen und Ängste sehr tief. Freude am Leben kommt nicht von heute auf morgen zurück. Das Essen sollte bewusster gestaltet werden: feste Zeiten für Mahlzeiten einplanen und mit sorgsam ausgewählten Nahrungsmitteln in Ruhe und genussvoll kochen.

Die Ausblender

Essen ist hier so sehr Nebensache, dass die Ausblender entweder vergessen, Nahrung zu sich zu nehmen, und gar keine Beziehung zur Nahrungsaufnahme haben oder dass sie schlicht nicht mehr wissen, was sie vor einer halben Stunde gegessen haben – und schon wieder Hunger bekommen. So verlieren sie komplett den Überblick über die Mengen, die sie konsumieren, und werden dann entsprechend übergewichtig. In beiden Fällen ist meist Verstopfung ein Problem.

Die Schwierigkeiten, sich unangenehmen Aufgaben zu stellen, müssen angesprochen werden. Bewusstmachen ist bei diesen Verdrängungskünstlern das Zauberwort. Das Essen muss sich bei diesen Menschen wieder den angemessenen Stellenwert als Quelle des Lebens zurückerobern. Auch hier helfen feste Mahlzeiten ohne ablenkende Faktoren, wie Fernsehen, Zeitunglesen oder Herumzappen auf dem Smartphone.

Die Aggressiven

Diese Typen sind anstrengend für ihre Umwelt. Streitsüchtig und angriffslustig, haben sie an allem und jedem etwas auszusetzen. Sie sind schwer zufriedenzustellen. Nicht verwunderlich, dass auch am Essen ständig herumgemäkelt wird – egal ob zu Hause oder auswärts. Diese Menschen suchen geradezu nach Unzulänglichkeiten bei anderen, aus Angst, sich die eigenen Fehler eingestehen zu müssen. Obwohl äußerlich häufig schlank oder unauffällig, leiden diese Typen an einer Reihe von Stoffwechsel- und nicht zuletzt Herz- und Kreislaufproblemen. Häufig kommen Alkoholmissbrauch und Suchtverhalten hinzu.

Zurücklehnen, genießen, entspannen sind oberstes Gebot bei diesem Verhalten. Zur Therapie gehören hier unbedingt der Ausgleich durch Bewegung und das Erlernen von Stressbewältigungstechniken. Essen sollten die Aggressiven so häufig wie möglich in netter Gesellschaft. Für sie sind Kochkurse in einer Gruppe geradezu ideal. Gärende und übersäuernde Speisen sollten sie generell meiden (dazu mehr ab Seite 160).

Die Erbsenzähler

Hand aufs Herz, wir müssen hier eigentlich die weibliche Form anwenden. Frauen auf der Flucht vor der nächsten Kalorie können sich in ein Verhalten hineinsteigern, das ungesunde Formen für Psyche und Stoffwechsel annimmt. Essen beziehungsweise der Verzicht darauf, werden zum Schauplatz eines Kampfes, aus dem die Erbsenzähler(innen) dank ihrer ungeheuren Disziplin als Sieger hervorgehen. Die Angst, ein Gramm zuzunehmen, bricht jedoch ernsthaften Essstörungen Bahn. Unterversorgung mit den lebenswichtigen Nährstoffen hat schlimmere Folgen, als sich viele klarmachen.

Manche Frauen werden zur Erbsenzählern, weil sie sich als hilflos erleben und das Gefühl haben, nur beim Essen Kontrolle ausüben zu können. Eine Therapie kann ihnen helfen, mehr Selbstvertrauen zu erlangen und gleichzeitig besser loslassen zu lernen. Bei schweren Essstörungen ist eine Therapie unumgänglich, um den Panzer aus Ängsten und Enttäuschungen aufzubrechen. Leichtere Fälle können von einem Lustgewinn profitieren. Der Rückgewinn von Spaß am Leben ist der Schlüssel, und dazu gehört Genuss in jeder Form. Entspannungstechniken, sinnliche Beschäftigung mit dem eigenen Körper, Tanz, Yoga oder Saunagänge können bei der allgemeinen Lockerung helfen.

Mehr Leben im Lebensmittel

Wir wissen alle, dass Currywurst mit Pommes, Kartoffelchips und Sahnetorten nicht gesund sein können. Es liegt an uns, wie oft wir solchen »kleinen Sünden« frönen und ob wir es schaffen, im normalen Alltag gesündere Alternativen vorzuziehen. Dazu müssen Sie kein Ernährungswissenschaftler werden und auch keine komplizierten Tabellen zurate ziehen. Das Grundprinzip einer vitalstoffreichen, also lebensspendenden Ernährung hat drei Aspekte:

> So viel Frische und Natürlichkeit wie möglich – das heißt im Umkehrschluss: so wenig industriell vorgefertigte oder stark verarbeitete Lebensmittel wie möglich (Fertigsuppen, verpackte Backwaren, Wurst ...)!
> Sooft es geht, selbst kochen!
> So viel Abwechslung wie möglich in den Speiseplan integrieren!

Sie müssen kein Gourmetkoch sein, um Salatsoßen, Dips oder Brühe als Suppengrundlage selbst herzustellen. Machen Sie nicht aus purer Bequemlichkeit Dosen und Tüten auf. Meiden Sie Fast Food und Fertiggerichte mit vielen unnötigen Kalorien, Geschmacksverstärkern und Konservierungsstoffen sowie gefährlichen Fruchtzuckern (siehe Seite 170 f.). Das schließt sämtliche Lifestyle-Getränke ein. Besorgen Sie sich Rezepte für schnell und einfach selbst gemachte Alternativen. Kartoffelpüree, Kuchenteig, Fruchtsmoothies und sogar Konfitüre kann man einfacher herstellen, als viele glauben.

Geben Sie frischem Gemüse und Obst aus Ihnen bekanntem biologischem Anbau den Vorzug, und achten Sie auch bei Fleisch, Fisch und Eiern auf die Herkunft.

Die Licht-Nahrung

Der Biophysiker Fritz Albert Popp ist der Auffassung, dass wir Menschen unsere Grundenergie vom Licht bekommen. Die Pflanzen am Anfang der Nahrungskette produzieren in der Fotosynthese nicht nur den Sauerstoff, den wir atmen, sondern wandeln Sonnenlicht in Zucker um, den sie für ihre eigene Ernährung brauchen. Professor Popp wies in Experimenten die Bedeutung der Lichtfrequenzen für die gesunde Entwicklung der Pflanzen nach. Diese stärkenden Biophotonen geben die Pflanzen an die Tiere und Menschen weiter, die die Pflanzen als Nahrung verwerten. Nach Professor Popps Auffassung sind wir keine Vegetarier oder Fleischesser, sondern »Lichtsäuger«. Durch die Nahrung speichern wir Sonnenphotonen und Lichtfrequenzen in unseren Zellen. Logischerweise ist damit auch die Aufforderung verbunden, möglichst unverfälschte und naturbelassene Nahrung – nach Professor Popps Meinung am besten Rohkost – zu sich zu nehmen. Eines Tages werden wir womöglich mit einem praktischen Taschenmessapparat oder vielleicht einer App beim Einkauf die Waren nach der Menge der enthaltenen Biophotonen auswählen. Industriell behandelte, denaturierte und damit »tote« Lebensmittel, so die Überzeugung Popps, liefern uns nicht nur keine Energie, sondern schaden unserem Organismus sogar.

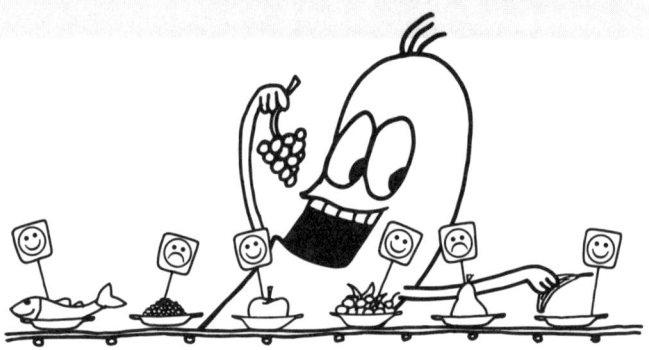

Vitalstoffe für die Mitochondrien

Was brauchen die Mitochondrien für ihre Arbeit? Vitalstoffe wie Vitamine, Mineralien und Spurenelemente, »gesunde« Fettsäuren und Eiweiß (Proteine) sowie Kohlenhydrate. Diese Rohstoffe werden pausenlos aus der Nahrung gewonnen, umgewandelt und in vielfältiger Form weiterverarbeitet. Dazu kommen Sauerstoff und natürlich Wasser, unser wichtigstes Element.

Die besten Vitaminspender: Gemüse

Gemüse ist unsere wichtigste Quelle an Mineralstoffen wie Kalium, Kalzium und Magnesium, Spurenelementen und Vitaminen. Im Gegensatz zu Getreide haben sie viel weniger Kalorien, sie sind von Haus aus fettfrei und bieten eine Fülle von Aromen. Auch hier gibt es Belastungen durch Umwelt und Anbaupraktiken, die man jedoch durch Kauf von Bioware eindämmen kann.

Gesund ernährt sind wir mit einer abwechslungsreichen Kost, deren Grundlage Gemüse ist – gekocht, gedünstet, roh zerkleinert oder mit etwas gutem Öl angereichert. Für Magen und Darm ist nicht-stärkehaltiges Gemüse oder Obst zu empfehlen, beispielsweise Blumenkohl, Zwiebeln, Paprika, Brokkoli, Auberginen, Zucchini, Karotten, Sellerie oder Tomaten.

Was kann man allein aus dieser Liste für leckere Gerichte zaubern! Denken Sie an die Regel, möglichst viele Farben in einer Mahlzeit oder an einem Tag zu kombinieren: rot – gelb – orange – grün. Tatsächlich sind die natürlichen Farbstoffe ein guter Hinweis auf enthaltene Nährstoffe und Vitamine (siehe auch Polyphenole, Seite 173). Doch auch hier gilt wieder: Lassen Sie in einem individuellen Lebensmitteltest klären, bei welchen Gemüsesorten eine Unverträglichkeit besteht – und welche Sie guten Gewissens genießen können. Nicht um des Geschmacks, sondern um Ihrer Gesundheit willen. Allergien sind Gift für Ihre Mitochondrien!

Hitliste für Rohkost und Wok

> Karotten haben, wen wundert es, den höchsten Betacarotingehalt von allen Gemüsesorten. Ihre weiteren Inhaltsstoffe sind unspektakulär. Am besten essen Sie sie roh geraspelt und mit etwas Öl zubereitet, mit Äpfeln gemischt, gedünstet als Kombipartner für Hülsenfrüchte oder püriert als Schonkost und in Suppen.
> Chicorée, Feldsalat, Rucola und Sauerampfer haben einen hohen Gehalt an Kalium, Rucola außerdem Kalzium und Sauerampfer Vitamin C. Wegen des hohen Gehalts an Oxalsäure sollten Sie ihn nicht über längere Zeit essen.
> Junger Spinat schmeckt köstlich als Salat. Auch als Partner von Knoblauch, Fisch und Hühnchen ist er ideal, ebenso wie zu Vollkorngetreide und Hülsenfrüchten. Spinat enthält viele Mineralstoffe (Kalium, Kalzium, Magnesium), Zink und Vitamine. Spinat aus konventionellem Anbau fällt leider auch durch einen hohen Nitratgehalt auf.
> Löwenzahnblätter, ohne Stängel, sind als Salat im Frühjahr ein erstklassiger Lieferant von Kalium, Kalzium, Magnesium, Betacarotin, Folat und Vitamin C. Schon unsere Vorfahren wussten, dass Löwenzahn den Stoffwechsel ankurbelt.
> Auch die frischen Brennnesselblätter im Frühjahr haben eine gesundheitsfördernde Wirkung. Sie enthalten 330 Milligramm Vitamin C pro 100 Gramm und haben einen sehr hohen Kalzium- und Mineralstoffgehalt.
> Rote Paprika ist ein Tausendsassa in der Küche und schmeckt in allen Zubereitungsarten. Roh ist sie ein guter

Kombipartner für selbst gemachten Dip, im Salat, mit Blumenkohl und Chili ein guter Träger für frische Kräuter. Paprikaschoten haben mehr Vitamin C als Zitrusfrüchte.

> Brokkoli enthält sehr viel Vitamin C (95 Milligramm pro 100 Gramm). Allein deshalb sollte man ihn lieben. Er braucht nur eine kurze Garzeit und ist vielseitig einsetzbar.
> Grünkohl fällt durch einen sehr hohen Anteil an Betacarotin, Folat und Vitamin C auf. Versuchen Sie mal neue Rezepte, in denen er nicht komplett zerkocht wird.
> Grüne Bohnen, Lauch und Rosenkohl sind ebenfalls gute Folat-Quellen.

Mehr zu Vitaminen erfahren Sie weiter unten ab Seite 162.

Heilende Gewürze

Viele der heute in der Küche geschätzten Kräuter und Wurzeln werden seit Langem für Heilzwecke genutzt. Nehmen Sie sich daran ein Beispiel, und verwenden Sie frische Kräuter, wo immer es geht! Klein gehackt, über fertige Speisen gestreut oder in eine Salatvinaigrette gerührt, entfalten Kräuter ihre wohltuende Wirkung am besten.

> Besonders reich an Mineralstoffen und Vitaminen sind Bärlauch, Petersilie, Rosmarin, Kresse, Salbei.
> Zitronenmelisse und Minzearten mit ihrem besonderen Mix an ätherischen Ölen wirken beruhigend auf Magen und Darm und sind als frischer Teeaufguss unübertroffen.

Bioaktive Substanzen

Unter diesem Begriff fasst man alles zusammen, was über eine Versorgung mit lebensnotwendigen Nährstoffen hinausgeht. Dazu zählen die Ballaststoffe und die sekundären Pflanzenstoffe. Im Sinne Ihrer mitochondrialen Gesundheit sind die Pflanzeninhaltsstoffe allerdings alles andere als zweitrangig. Zu den mehr als 60 000 bekannten sekundären Pflanzenstoffen zählen Betacarotin und die Polyphenole, die eine wichtige Rolle beim Kampf gegen freie Radikale spielen (siehe Seite 173 f.).

Die besten Vitaminspender: Früchte

Bei Früchten gibt es kein Gut und Böse – einmal abgesehen von der Unsitte, während der Wintersaison Erdbeeren aus fernen Ländern zu essen, und ähnlichen eher ökologischen Sünden. Den besten Nährwert im wahrsten Sinne des Wortes haben die frischen Garten- oder Marktfrüchte der Saison, und sie schmecken in aller Regel auch besser. Achten Sie bei exotischen Früchten auf Fairtrade-Produkte (z. B. bei Bananen). Bevorzugen Sie reifes, aber nicht überreifes Obst. Leider vertragen nicht alle Menschen Früchte gut (siehe Fruktoseunverträglichkeit, Seite 170). Für andere sind sie eine wunderbare, kalorienarme und fettfreie Alternative zu industriell hergestellten Süßigkeiten.

Die Hitliste führen im Sommer die prallen, reifen Beerenfrüchte an. Essen Sie die farbenfrohen Früchte am besten unverfälscht roh.

> Essen Sie Äpfel im Ganzen, Kerngehäuse und Schale stecken voller Vitamine und Mineralstoffe (Kalium, Magnesium, Phosphor, Eisen). Die speziellen Fruchtsäuren regen die

Verdauung an. Das Pektin senkt den Cholesterinspiegel und sättigt gut. Äpfel haben einen hohen Anteil an Antioxidantien, Flavonoiden und Carotinoiden.

> Weintrauben, vor allem die roten, schlagen mit 70 Kalorien pro 100 Gramm zu Buche, verdienen aber Lob durch ein hohes Maß an sekundären Pflanzenstoffen (Resveratrol und OPC – oligomere Procyanidine), die besonders wertvoll im Zellschutz agieren. Außerdem wirken Weintrauben Cholesterin senkend, beugen Herz- und Kreislauferkrankungen vor und enthalten Kalium und nützliche Ballaststoffe, wenn man sie mit Kernen und Schale verzehrt.

> Zitrusfrüchte sind im Winter gute Quellen von Vitamin C, außerdem von B-Vitaminen, Kalzium und Kalium. Ein frisch gepresster Saft ist ein guter Start in den Tag, aber ein paar Spritzer Zitronensaft beleben auch viele Speisen, Salate und nicht zuletzt Trinkwasser.

Kraftquelle Proteine

Proteine wie Zytosin oder Thymin sind unentbehrliche Bausteine für die ständige Neubildung von Zellen, den Aufbau von Muskeln, Organen und der Haut. Die aus der Nahrung aufgenommenen Proteine bestehen aus 20 verschiedenen Aminosäuren, die von den Verdauungsorganen fein säuberlich zerlegt und weitertransportiert werden. Überschüssige Aminosäuren stehen direkt als Energie zur Verfügung. Doch auch für die Proteine gilt: Nicht alle sind für jeden gut! Welche Proteine für Sie persönlich zuträglich sind oder welche Sie für Ihren speziellen Bedarf benötigen, kann wiederum nur der Lebensmitteltest klären.

Empfohlene Eiweißlieferanten

Die normale Menge an Proteinen, also Eiweiß, die ein Erwachsener zu sich nehmen sollte, liegt bei 0,8 Gramm pro Kilogramm Körpergewicht: für eine 60 Kilogramm schwere Frau also 48 Gramm pro Tag. Diesen Grenzwert hat man sehr schnell erreicht, da z.B. viele Käsesorten sehr eiweißreich sind. Es geht also weniger um die Quantität als die Qualität.

Pflanzliches Eiweiß ist nicht in allen Aspekten so gut verwertbar wie tierisches, aber eine in den meisten anderen Bereichen gesündere Alternative. Getreide bieten uns gleichzeitig komplexe Kohlenhydrate, wertvolle Mineralstoffe und durchschnittlich um die 15 Gramm Eiweißanteil. Doch gerade bei Getreide heißt es: aufpassen! Unser Grundnahrungsmittel Brot ist für viele von uns das reinste »Gift« – lassen Sie unbedingt prüfen, ob Sie eine der häufigen Nahrungsmittelunverträglichkeiten gegen Getreide haben. Einmal erkannt, führt der Verzicht auf das oder die entsprechenden Getreide zu einer gründlichen Verbesserung Ihrer Gesundheit.

Die meisten Gemüse haben weniger als drei Gramm Eiweiß pro 100 Gramm. Eine gute pflanzliche Quelle sind dagegen Hülsenfrüchte: Bohnen, Mais, Sojabohnen. In der Regel haben sie viele komplexe Kohlenhydrate bei geringem Fettanteil, Ausnahme sind die Sojabohnen mit viel Fett, aber auch einer gehörigen Portion Ballaststoffen.

Eier, Fleisch und Milchprodukte versorgen uns mit den am besten verwertbaren Proteinen. So ist das Vollkornpausenbrot mit Käse eine geballte Kraftnahrung – ebenso wie Nudeln mit Käse.

Tipp: Kürbiskerne, Leinsamen, Sonnenblumenkerne und Pinienkerne sind sehr gute Eiweißlieferanten. Mit ihnen lassen sich viele Speisen und Salate geschmacklich aufwerten. Positiv schlagen hier die mehrfach ungesättigten Fettsäuren und Mineralstoffe zu Buche; Leinsamen bietet außerdem sehr viele Ballaststoffe.

Pro und contra Fleisch

Obwohl Ernährungswissenschaftler immer noch betonen, dass Fleisch unserem Körper genau die Proteine zur Verfügung stellt, die biologisch am hochwertigsten sind, kann von einem hohen Fleischkonsum nur abgeraten werden. Unser Stoffwechsel ist Fleischmengen, wie sie heute in den Industrieländern zur Regel geworden sind, nicht gewachsen. Wussten Sie, dass alleine in Deutschland über 830 Millionen Tiere pro Jahr geschlachtet werden (Stand 2013; exklusiv Fische in Aquakultur)? Man muss nicht Vegetarier sein, um zu erkennen, dass das nicht gesund sein kann. Selbst Paleo-Köstler, die sich die Ernährungsgewohnheiten der Steinzeitmenschen zum Vorbild nehmen, räumen ein, dass unsere Ahnen zwar, neben Rohkost aller Art, eine fleischlastige Diät zu sich nahmen, dass jedoch Wild und Wildgeflügel im Hinblick auf die Qualität völlig anderes Fleisch darstellten als das Produkt der heutigen »Fleischfabriken«. Schweine, Rinder und ihre Leidensgenossen existieren in diesen Mastbetrieben nicht nur unter quälerischen Bedingungen, sondern werden auch noch mit Futter gemästet, dem Medikamente und Hormone beigemengt werden. Dazu kommen auf unsere Teller die traditionell mit viel Fett angereicherten Leber- und Bratwürste und dergleichen mehr.

> Essen Sie nach Möglichkeit nur Fleisch mit genauer Herkunftsbezeichnung (artgerechte Haltung) und mehr helles Fleisch und Geflügel als Rind oder Lamm.
> Ersetzen Sie bei zwei Mahlzeiten pro Woche Fleisch durch Fisch. Seelachs, Zander, Kabeljau, Barsch, Seezunge und Schellfisch schlagen alle mit 18 Gramm Eiweiß pro 100 Gramm zu Buche, bei gleichzeitig wenig Fett und hoher Bekömmlichkeit.
> Ersetzen Sie weitere Fleischmahlzeiten durch Tofuproduk-

te, Grünkernbratlinge und Hülsenfrüchte. Pilze sind eiweißarm und bilden eine geschmackvolle Ergänzung für abwechslungsreiche Gerichte.

> Lassen Sie auch hier wiederum in einem Lebensmitteltest klären, welche Sorten an Fleisch Ihr Organismus verarbeiten kann und welche er braucht, um so gut wie möglich arbeiten zu können.

Energieträger Fett

80 bis 90 Gramm Fett pro Tag, dieser Verbrauch wird bei uns häufig überschritten. Wir benötigen die Fettsäuren zum Aufbau von Zellwänden, zur Bildung von Hormonen und als Transportmedium für die mitochondrienfreundlichen Vitamine A und E.

Gerade den idealen und gesunden Mix aus gesättigten, einfach ungesättigten und mehrfach ungesättigten Fettsäuren erreichen wir nur selten. Das Problem ist, dass die gesättigten Fettsäuren, wie sie in tierischen Produkten vorkommen, in der täglichen Kost vieler Menschen überwiegen, mit allen bekannten Folgen der »Zivilisationskrankheiten«.

> Fettreiche Milchprodukte wie Butter sollten Sie sparsam dosieren. Schmalz und fette Wurstwaren am besten nur ausnahmsweise verzehren.

> Zu den gefährlichen Transfetten, die durch teilweise gehärtete Fette vor allem in industriell verarbeiteten Speisen auftreten, lesen Sie bitte auf Seite 113f. nach.

> Tipp: Walnüsse! Diese kleinen Kraftpakete sind zwar enorm kalorienreich – aber sie enthalten wertvolle mehrfach ungesättigte Fettsäuren, die so geballt in kaum einem anderen Lebensmittel außer fettreichen Fischsorten und Leinsamen vorkommen. Und wer möchte schon einen

Hering auf die Hand essen? Walnüsse sind ungleich geschmackvoller und ein knackiger Snack. Auch die daraus gepressten Öle können für die gesunde Küche empfohlen werden, und gehackte Walnusskerne passen zu vielen Gerichten.

Empfohlene Pflanzenöle
Während wir also bei den versteckten Fetten, die in vielen vorgefertigten Lebensmitteln lauern, besonders aufpassen müssen, haben wir es in der Küche bei der Zubereitung von Gerichten und Salaten selbst in der Hand, hochwertige Pflanzenöle zu verwenden. Besonders wertvolle Fettsäurekombis stellen die folgenden Öle dar, die jeweils noch einen Sonderbonus für uns bereithalten:

> Olivenöl enthält einfach ungesättigte Fettsäuren, Vitamin E und Polyphenole.
> Weizenkeimöl enthält besonders viel Vitamin E.
> Rapsöl und Sojaöl sind reich an Linolsäure, gesättigten, ungesättigten und mehrfach gesättigten Fettsäuren.
> Traubenkern- und Distelöl haben den höchsten Gehalt an Linolsäure. Es folgen – im Hinblick auf den Anteil an Linolsäure – Hanföl, Sojaöl, Weizenkeim-, Sonnenblumen- und Rapsöl, Leinöl.

Hauptenergielieferant: Kohlenhydrate
Unsere Energiequelle Nummer eins sind die Kohlenhydrate. Bei Abnehmwilligen haben sie einen schlechten Ruf, denn viele denken bei Kohlenhydraten sofort »viele Kalorien«! Das stimmt so nicht: Kohlenhydrate sind nichts anderes als Zucker. Die bekanntesten Zucker sind Glukose und Fruktose, die auch unter dem Begriff Stärke in Kartoffeln, Reiskörnern und Getreide ent-

halten sind. Kohlenhydrate bestehen, chemisch gesehen, aus einer Aneinanderreihung komplexer Glukosemoleküle. Verarbeitet in vielen Formen zu Mehlen, Brot und Nudeln, sind diese Grundnahrungsmittel auf der ganzen Welt beliebt, machen sie doch schnell satt, sind zudem fix zubereitet und vor allem bei Kindern ein Allzeithit! Zudem sind diese Grundnahrungsmittel nicht überteuert und stehen meist auch dort noch zur Verfügung, wo Lebensmittel knapp sind. Zum »Problem« werden Kohlenhydrate in unserer vor Nahrungsangeboten schier erdrückten Wohlstandsgesellschaft. Denn wie so oft reagiert unser Organismus auf große Mengen empfindlich. Ein Zuviel an Kohlenhydraten wird in Form von Fettpolstern geparkt, auch wenn die eigentlichen Mahlzeiten nicht viel Fett enthielten.

Ein Zuviel an Kohlenhydraten hat jedoch vor allem eine negative Wirkung auf unsere Insulinproduktion. Die Insulinresistenz wird durch jahrelanges Überangebot an Zuckern herabgesetzt, und wir entwickeln schließlich den Diabetes Typ II oder »Alterszucker«. Darüber hinaus binden die Glukosemoleküle im ganzen Körper Eiweiße und bringen sie zum Verklumpen. Die Folgen sind versteifte Blutgefäße, die letztlich leichter reißen können. Unterm Strich gilt: Wir brauchen komplexe Kohlenhydrate als Lieferanten für Energie, Vitamine, Nährstoffe und Ballaststoffe.

Gute Kohlenhydratquellen

> Einen hohen Anteil an komplexen Kohlenhydraten bei gleichzeitig hohem Ballaststoffanteil findet sich in Amaranth, Bulgur, Dinkel, Mais, Haferflocken, Roggen- und Weizenvollkornmehlen und -flocken, Roggenknäckebrot, Chiasamen, Maroni und Sesamsamen.
> Gemüse mit nennenswertem Kohlenhydratanteil, bei gleichzeitig sehr wenig Kalorien, sind Artischocken, grüne

Erbsen und Zuckererbsen, Pastinaken, Süßkartoffeln, Zuckermais und natürlich Kartoffeln, Kartoffelstärke/-mehl und Kartoffelprodukte aller Art.
> Viele komplexe Kohlenhydrate, viele Ballaststoffe – bei mittlerer Kalorienlast – haben weiße Bohnen, Kichererbsen, Kidneybohnen, Limabohnen, Linsen, Mungbohnen und für die gelegentliche Sünde auch Popcorn.
> Tipp Weizenkleie: Hier finden Sie weniger Kohlenhydrate bei sehr hohem Ballaststoffanteil.

Letztendlich kann aber nur der Lebensmitteltest Auskunft darüber geben, ob Sie überhaupt Getreide zu sich nehmen sollten – und wenn ja, welche für Ihren Organismus die richtigen sind. Die Getreide-Unverträglichkeiten nehmen nicht nur dramatisch zu. Man muss unbedingt auf sie reagieren, da Sie Ihrem Körper massiv schaden, wenn Sie das falsche Getreide zu sich nehmen (z. B. bei Glutenunverträglichkeit, Seite 168).

Die ausgewogene Energiebilanz

Menschen wie Peter T. aus unserem Fallbeispiel (ab Seite 109 f.) muten ihrem Stoffwechsel viel zu. Leider haben wir kein Frühwarnsystem im Körper, das uns vor einem Missbrauch stoppen könnte. Stress, aber auch Gedankenlosigkeit und Bequemlichkeit sind Faktoren, die zu einer Entwicklung falscher Essgewohnheiten führen. Die schlimmste Bedrohung ist aber eine permanente Über-Ernährung bei wenig körperlichem Ausgleich. Wir futtern Kohlenhydrate, Proteine und Fette, als ob wir täglich einen Berg besteigen und dabei schwere Lasten tragen müssten. Das Gegenteil ist der Fall: Viele scheuen sich sogar davor, eine Treppe hochzugehen oder statt mit dem Auto mit dem Fahrrad in die Arbeit zu fahren. Wenn Sie sich da ein klein wenig angesprochen fühlen – dann ist der folgende Abschnitt wichtig für Sie!

Energiezufuhr drosseln

Das sogenannte »metabolische Syndrom« (bestehend aus vier Faktoren: abdominelle Fettleibigkeit, Bluthochdruck, eine besondere Fettstoffwechselstörung, Hypertriglyzeridämie genannt, plus eine erhöhte Glukosekonzentration im Blut oder eine Insulinresistenz) ist die langfristig fast unausweichliche Konsequenz der Wohlstandsgesellschaft. Falls Sie sich das ersparen wollen oder bei bereits bestehendem Diabetes, Herz- und Gefäßerkrankungen und Übergewicht an sich arbeiten wollen, dann verschieben Sie die Umstellung nicht länger. Beginnen Sie jetzt!

Jeder aufmerksame Leser weiß es längst: Es geht hier nicht ums bloße Abnehmen. Es geht um eine langfristige Verbesserung der Qualität Ihrer Ernährung. Geben Sie Ihrem Stoffwechsel alle Vitalstoffe, die er braucht. Reduzieren Sie Fertiggerichte, Fast Food und fette wie süße Snacks stark. Auch wenn man nicht jede Kalorie zählen sollte: Ein Blick auf die folgenden Werte öffnet doch die Augen für das Übermaß an Kalorien, das so manches Lieblingsessen auftischt. Schlimmer noch, es sind Kalorien am falschen Platz, mit vielen ungenügenden bis ungesunden Nahrungsbausteinen.

Den Energieverbrauch einschätzen

Was ist denn mein tatsächlicher Energiebedarf? Die Frage ist nicht pauschal zu beantworten. Der Tagesbedarf richtet sich nach dem Alter, dem Geschlecht und eben dem Ausmaß an körperlicher Aktivität, das je nach Beruf oder Alltagsbelastungen stark schwankt. Selbst in völliger Ruhe verbrauchen wir noch

Energie für unsere Körperfunktionen, man geht als Faustregel von einer Kalorie pro Kilo Körpergewicht aus. Das macht für einen 70 Kilogramm schweren Menschen 1680 Kalorien am Tag. Hinzu kommt noch die für verschiedene Tätigkeiten benötigte Energie. Fazit: Wir brauchen zwischen 2000 und 3000 Kalorien im »normalen« Alltag. Hat unser gedachter Durchschnittsmensch mit der Nahrung auch nicht mehr Kalorien zu sich genommen, halten sich die benötigte und die zu sich genommene Energie die Waage. Eine ausgewogene Energiebilanz ist erreicht.

Energieverbrauch hochfahren
Sich mehr Bewegung zu verschaffen – beim Sport genau wie im beruflichen oder familiären Alltag – ist das einfachste und wirksamste Mittel zu einem erhöhten Energieverbrauch. Denn nur wenn wir Sport treiben oder uns überhaupt weiter bewegen als 500 Meter am Tag, kann unser Körper anfangen, Energie zu verbrennen und damit eine gesunde Balance finden zwischen der Zufuhr an Energie aus der Nahrung (gemessen in Kilokalorien oder Kilojoule) und dem Verbrauch. Es ist nicht ganz einfach, aber eine ausgewogene Energiebilanz erreichen wir nur so.

Was hilft bei mitochondrialer Dysfunktion?

Auf die Gefahren der denaturierten und industriell verarbeiteten Lebensmittel habe ich bereits wiederholt hingewiesen. Zu all den großen und kleinen Ernährungsfehlern kommen im Alltag noch Stress, das Rauchen und Medikamenteneinnahme hinzu. Das summiert sich im Lauf eines Lebens ganz schön. Um dem Leaky-Gut-Syndrom (siehe Seite 182 f.) vorzubeugen und Entzündungen im Körper zu stoppen, bevor es zu ernsthaften Störungen kommt, können Sie ganz bewusst Gegenmaßnahmen ergreifen.

Darmsanierung

Für viele meiner Patienten ist eine Darmsanierung der erste Schritt zu einer tief greifenden Erholung der Gesundheit. Der Darm wird nicht umsonst gerne als unsere »Wurzel« bezeichnet. Geht es ihm besser, können auch unser Stoffwechsel und unsere Mitochondrien wieder besser arbeiten. Sollten Sie also bereits Probleme mit der Verdauung haben, lassen Sie bitte unbedingt einen Lebensmitteltest machen. Sie glauben nicht, wie sehr die Ergebnisse dieses Tests Ihre Gesundheit und Ihr Wohlbefinden steigern können, wenn Sie Ihre Ernährung an das anpassen, was Ihr Körper braucht: weglassen, was ihm schadet – essen, was ihm nützt!

Übersäuerung vermeiden

Übersäuerung entsteht nicht durch sauer schmeckende Lebensmittel, wie man vermuten könnte, sondern durch stark säurebildende. Und dazu gehören vor allem tierisches Eiweiß aus Fleisch, Wurst, Fisch, Eiern, außerdem paradoxerweise Süßigkeiten, süße Limonaden (Cola), Reis sowie die meisten Getreide- und Weißmehlprodukte. Sie alle werden von unserem fleißigen Verdauungssystem zu organischen Säuren, Schwefel- und Phosphorsäure abgebaut und verarbeitet. Ein Zuviel durch einen ständigen Ansturm von säurebildenden Nahrungsbausteinen zwingt den Stoffwechsel jedoch zum Raubbau an den Mineralstoffen, die er zum Umwandeln benötigt. Unser Stoffwechsel braucht beides – Säuren und Basen – und hält sie durch ein komplexes Puffersystem im Gleichgewicht.

Einer Übersäuerung können Sie auch im Alltag durch einige einfache Verhaltensweisen vorbeugen:

> Kauen Sie gut, essen Sie langsam (!!!) und nie unter Stress.
> Reduzieren Sie insgesamt Kaffee und Alkohol.
> Essen Sie nur reifes Obst.

Vorsicht bei Zusatzstoffen

Geben wir es zu: Ohne Zusatzstoffe wäre ein so breites Angebot an verpackten, saisonal unabhängigen, vor- und zubereiteten Waren, wie wir es heute in jedem Supermarkt erwarten, gar nicht möglich. Denn Zusatzstoffe dienen der Haltbarmachung und geschmacklichen Verbesserung (Konservierungsstoffe, Antioxidierungsmittel), als Stabilisatoren (damit ein Produkt hübsch aussieht und »standfest« bleibt) und zur Verbesserung der Konsistenz (Streichfähigkeit, Festigkeit).

Der gestiegene und legitime Wunsch der Verbraucher ist jedoch, genauer zu erfahren, was sie da zu sich nehmen. Selbst wenn die verwendeten Zusatzstoffe an sich unbedenklich sind – ihre schiere Menge macht viele Gesundheitsbewusste misstrauisch. Es liegt an Ihnen: Wenn Sie sich beim Blick aufs Etikett fragen, ob es wirklich sein muss, dass ein Pudding so viele E-Nummern in sich vereint, verzichten Sie einfach auf den Kauf! Sollten Sie Allergiker sein, lohnt sich ein genaueres Hinschauen sowieso.

Entgiftendes Wasser

Wasser ist der Grundstoff unseres Lebens, und es verdient durchaus Beachtung, welches Wasser Sie zum Trinken auswählen.

Das Leitungswasser in Deutschland ist sicher sehr viel besser als in vielen anderen Ländern der Erde, keimfrei, gereinigt und klar, und wir können dankbar sein, dass es immer aus dem

Hahn kommt. Allerdings muss es auf diesem Weg auch häufig alte oder schadhafte Leitungen passieren und ist hohem Druck ausgesetzt. Eine Analyse Ihres Trinkwassers können Sie bei Ihren Stadtwerken anfordern (meistens online erhältlich); hier werden die Messwerte für Natrium, Kalium, Nitrat, Chlorid und vieles mehr angegeben.

Ich empfehle, zur Entgiftung und Reinigung des Körpers mineralarmes Wasser zu trinken. Tief gelegene Gebirgsquellen sind der ideale Ursprung für reines, von Natur aus mit Sauerstoff angereichertes Wasser. Dieses lebendige Wasser schmeckt nicht nur frisch, sondern zieht wie ein Magnet Abfallstoffe aus dem Körper. Es unterstützt den Stoffwechsel bei seiner Arbeit und schont Magen, Darm und Nieren.

Zahlreiche Getränkemärkte halten entsprechende Abfüllungen aus Heilquellen bereit, fragen Sie danach. Kaufen Sie nur Trinkwasser in Glasflaschen. Die beliebten PET-Flaschen können nen Weichmacher enthalten, die sie ins Wasser absondern.

Radikalenfänger und Antioxidantien

Um den Prozess der Oxidation (siehe Seite 65 f.) auszugleichen, können wir Vitamine gezielt einsetzen. Einen Teil erhalten wir aus der Nahrung, aber in fortschreitendem Alter und bei drohender mitochondrialer Dysfunktion kann die Gabe von Zusatzpräparaten nötig sein. Besprechen Sie das bitte mit einem Fachmann, um Überdosierungen zu vermeiden.

Die besten Radikalenfänger sind die Vitamine A, C und E sowie Glutathion und Polyphenole, eine Gruppe von Sekundären Pflanzenstoffen, auf die ich später noch zurückkomme.

Vitamin A und Betacarotin in Obst, Gemüse, Eiern

Einige Provitamine (Vorstufen von Vitaminen) werden im Körper in Vitamin A umgewandelt. Dazu zählt Betacarotin, den meisten bekannt von den Karotten. Vitamin A brauchen die Zellen für ihr Wachstum. Außerdem wirkt es positiv auf Knochen und Sinnesorgane, insbesondere auf die Augen. Es hält die Haut und Schleimhäute geschmeidig.

Neben Fisch, Milchprodukten und Fleisch (Leber) liefern auch Gemüsesorten Betacarotine, nicht nur Karotten, sondern auch Brokkoli, Spinat und Aprikosen sowie Tomaten.

Eine mittelgroße Karotte reicht aus, um den Tagesbedarf von 0,8 Milligramm für Frauen und ein Milligramm für Männer zu decken. Am besten mit etwas gesundem Fett/Öl verzehren.

Vitamin E in Pflanzenölen

Vitamin E gilt als das Zellschutz- und Anti-Aging-Mittel sowie Oxidantienfänger par excellence. Es ist dabei ein Sammelbegriff für eine ganze Reihe von fettlöslichen Substanzen. Die bekannteste davon ist das alpha-Tocopherol, das im normalen Sprachgebrauch irrtümlich als Synonym für Vitamin E verwendet wird. Vitamin E ist ein echtes Lichtprodukt. Es wird nur von Pflanzen in der Fotosynthese gebildet. Die Wirkung von Vitamin E auf die Haut ist aus Cremezusätzen bekannt. Es kann aber noch viel mehr. Eine Studie belegte die Wirksamkeit gegen Neurodermitis (in hoher Dosis). Es wirkt außerdem Ablagerungen in den Blutgefäßen entgegen. Eine positive Wirkung zeigt Vitamin E auch auf den Fettstoffwechsel.

Die besten Nahrungsquellen für alle, die in diesem Bereich keine Nahrungsunverträglichkeiten haben, sind Weizenkeimöl, Sonnenblumenöl sowie Olivenöl.

Vitamin C in frischem Obst und Gemüse

Auch Vitamin C ist ein Sammelbegriff: für Ascorbinsäure und ihre Derivate sowie Stoffe wie die Dehydroascorbinsäure, die im Körper zu Ascorbinsäure umgewandelt wird. Das Vitamin C, bleiben wir bei dem vereinfachten Begriff, fängt aktiv Substanzen ab, die potenziellen Schaden anrichten können. Es agiert als Torhüter der Abwehrmannschaft in unserem Immunsystem. Daneben hilft Vitamin C, Kollagen zu bilden und die Haut prall und fest zu halten. Eisen wird in Kombination mit Vitamin C besser gebunden. Es trägt auch zur Entgiftung bei.

Allen geschwächten, gestressten und infektanfälligen Menschen wird eine erhöhte Zufuhr angeraten. Obwohl wir theoretisch über die Nahrung genug Vitamin C bekommen könnten, geht es durch Erhitzen und Lagerzeiten häufig verloren.

Gute Quellen sind Zitrusfrüchte, aber auch Paprika, Blumenkohl, Sanddorn, Fenchel oder Grünkohl.

Jungbrunnen Coenzym Q10

Das Coenzym ist an zahlreichen Prozessen im Körper beteiligt, ganz entscheidend auch in der Atmungskette (siehe Seite 47 ff.). Es hilft den Mitochondrien zusätzlich, indem es in Zusammenarbeit mit Antioxidantien Entzündungen und Infektionen im Körper bekämpft und unsere Nerven und Blutgefäße schützt. Wir kennen das Coenzym aus der Kosmetikwerbung, an der tatsächlich etwas Wahres ist, denn Q10 hält unsere Zellen jung und geschmeidig. Weniger bekannt ist die Rolle, die das Coenzym Q10 bei der Fettverbrennung und beim Muskelaufbau spielt. Auch in dieser Hinsicht wirkt es als echtes Schönheitselixier.

Mediziner sind mittlerweile überzeugt, dass eine Gabe von Coenzym Q10 altersbedingte Krankheiten günstig beeinflussen kann. Es normalisiert den Blutdruck, unterstützt die Insulinfunktion, senkt die Blutfette und stärkt das Immunsystem. Studien zeigen sogar einen positiven Einfluss bei Morbus Parkinson. Die FDA (Federal Drug Administration) in den USA hat Coenzym Q10 als Mittel bei mitochondrialen Erkrankungen anerkannt.

Direkt durch Lebensmittel wird eine erhöhte Zufuhr von Coenzym Q10 schwer gelingen. Relativ hohe Mengen enthalten zwar Olivenöl, Sojaöl, Schweine- sowie Rindfleisch, Geflügel, Fisch und Nüsse. Der Körper produziert das Coenzym mithilfe von Vitamin B_{12} eigentlich zum Großteil selbst. Zur Therapie empfehle ich jedoch ein Ergänzungspräparat. Hier hat sich die Einnahme von flüssigem Coenzym Q10 bewährt, da es besser aufgenommen wird.

Spezielle Helfer der Mitochondrien

> Betain findet sich natürlich in Brokkoli und Spinat, ist aber auch als Fertigarznei, gewonnen aus Zuckerrüben, auf dem Markt. Es ist so etwas wie ein naturreines Dopingmittel und hilft dem Körper, mehr Energie zu schöpfen. Nicht zu verwechseln mit der Waschsubstanz gleichen Namens!

> Cholin wird manchmal zu den B-Vitaminen gezählt und leistet wichtige Aufgaben für die Nervenzellen und bei der Entgiftung. Die Leber kann es zu einem bestimmten Grad selbst produzieren. Enthalten ist es in tierischer Leber und vor allem in Eigelb, aber auch in Milch, Sojabohnen, Quinoa, Amaranth, Blumenkohl, Spinat, Kürbiskernen und Weizenkeimen.

> Folat bzw. Folsäure wird auch Vitamin B_9 genannt. Folsäure ist die synthetische Zubereitungsform, die ausnahmsweise vom Körper besser verarbeitet wird als die natürlich vorkommenden Folate, das sind wasserlösliche, leicht flüchtige Vitamine. Vielleicht kennen Sie Folsäure als Nahrungsergänzung aus der Schwangerschaft. Diese Vitamine fördern die Zellteilung und das Wachstum, aber auch diverse Stoffwechselprozesse. Folate finden sich in zahlrei-

chen Gemüsen und Getreiden, in großer Menge vor allem in Feldsalat und Blattspinat.

> Die Vitamine des B-Komplexes, insbesondere Vitamin B_{12} oder Cobalamin ist an einer Reihe sehr komplexer Stoffwechselprozesse und Umwandlung von Enzymen und Aminosäuren beteiligt. Unter anderem wirkt es als Energielieferant für die Mitochondrien. Es entsteht durch eine Synthese im Körper, wobei die eigene im Dickdarm produzierte Menge nicht ausreicht. Es muss daher Vitamin B_{12} mit der Nahrung zugeführt werden. Pflanzliche Lebensmittel enthalten kein Vitamin B_{12}!

Zur Epigenetik der Ernährung

Warum sind manche Menschen dick, obwohl sie gar nicht so viel essen? Warum bekommen manche Diabetes oder Krebs und andere bei gleicher oder ungesunder Lebensweise nicht? Das Leben scheint nicht sehr fair zu sein. Wir schieben das gerne auf unsere »Gene«. Das ist aber nur die halbe Wahrheit, wie US-amerikanische Krebsforscher vor einigen Jahren am Beispiel von Agouti-Mäusen zeigen konnten. Eine Gruppe dieser Mäuse hatte eine fahle gelbe Fellfarbe, war dick und anfällig für Stoffwechselstörungen und Tumore. Die Forscher fütterten trächtige Mäuse aus dieser Gruppe mit mitochondrienfreundlichem Kraftfutter in Form von Cholin, Vitamin B_{12} und Folsäure. Ihre Nachkommen wurden normale braune, schlanke Mäuse. In einer zweiten Versuchsreihe mit normalem Futter wurden die kleinen Mäuse wie ihre Mütter dick, gelb und krankheitsanfällig. Verantwortlich für das Umprogrammieren bestimmter Erbanlagen ist eine Reihe molekularer Strukturen, die wie ein zweites Genom über den Genen liegen. Man nennt diese zweite Ebene epigenetisch (griechisch *epi* = »darüber, hinzu«). Diese Strukturen, es sind unter anderem Methylgruppen, verändern die Erbinformation der Zelle, indem sie bestimmte Informationen blockieren. Ihre Programmierung kann so dauerhaft sein, dass sie an die Kinder weitergegeben wird. Bei Menschen sind analog Überernährung und Schwangerschaftsdiabetes bei der werdenden Mutter ein Risiko für ein später adipöses Kind. Durch vernünftige Ernährung in der Schwangerschaft, Stillen und eine nicht zu proteinreiche Nahrung im ersten Lebensjahr sinkt dieses Risiko nachweislich.

Die negative Veränderung der epigenetischen Strukturen kann jedoch nicht nur durch Fehlernährung, sondern durch Klimareize, Umweltgifte, vermutlich sogar durch die Psyche erfolgen.

Um die Methylierung der Zellen und damit die Mitochondrien positiv zu beeinflussen, setzen Forscher auf die Bausteine Methionin, Cholin, Betain, Folsäure und Vitamin B_{12} sowie Zink.

Hilfe bei Unverträglichkeiten

Ein Nahrungstest, wie ich ihn in meiner Praxis durchführe, gibt Aufschluss über Allergien und Unverträglichkeiten, die vielleicht schon längere Zeit unbemerkt Ihr Wohlbefinden beeinträchtigt haben. Für die Heilung eines Leaky-Gut-Syndroms ist es von größter Wichtigkeit, die Störquellen auszuschalten. Nutzen Sie unbedingt die Diagnosemöglichkeiten für Nahrungsmittelunverträglichkeiten, wie einen entsprechenden Bluttest, um sich Klarheit zu verschaffen. Sollten Sie zunächst nur den Verdacht hegen, ein Nahrungsmittel könnte für Ihre Beschwerden verantwortlich sein, streichen Sie den oder die Übeltäter für mindestens vier Wochen – besser für immer – von Ihrem Speiseplan.

Glutenunverträglichkeit

Häufig wird eine Empfindlichkeit auf Gluten erst nach langer Zeit festgestellt, da die Symptome sehr diffus sein können und die Betroffenen ihre Verdauungsstörungen und die häufig auftretende Übelkeit nicht gleich einordnen können. Chronischer Durchfall tritt meist erst nach relativ langer Zeit auf, wenn die Darmschleimhaut bereits chronisch entzündet und massiv durchlässig geworden ist. Versuchen Sie, selbst Brot und Backwaren herzustellen, probieren Sie entsprechende Rezepte aus. So vermeiden Sie überflüssige Konservierungs- und Zusatzstoffe. Aber auch im Reformhaus und in Spezialgeschäften, ja sogar in manchen Supermärkten können Sie heute bereits viele glutenfreie Produkte erwerben.

Ohne Grund sollte man nicht auf glutenhaltige Nahrungsmittel verzichten, denn Vollkorngetreide ist eine wertvolle Kohlenhydratquelle, die man nicht ohne Weiteres ersetzen kann. Glutenfrei heißt nicht automatisch gesünder!

Glutenarme Nahrungsmittel

Obst, Gemüse, Kartoffeln, Hülsenfrüchte, Fleisch, Fisch, Eier, Milchprodukte und Nüsse ohne weitere Zugaben enthalten kein Gluten, viele verarbeitete Lebensmittel dagegen schon!

Kohlenhydrate ohne Gluten erhalten wir z. B. durch Amaranth, Reis und Wildreis, Mais, Quinoa, Buchweizen, Hirse oder Sago.

Laktoseintoleranz

Ernährungsforscher vermuten, dass bis zu einem Viertel der Bevölkerung eine Laktoseintoleranz hat oder im Lauf des Lebens entwickelt. Bei den Betroffenen wird der Milchzucker, die Laktose, nicht mehr aufgespalten und verdaut. Die Laktase, das ist das hierfür nötige Enzym, fehlt oder wird nicht mehr in ausreichendem Maß von der Darmschleimhaut gebildet. Sie sehen schon, auch hier kann ein kranker und geschwächter Darm der Hauptverursacher sein. Es kommt zur Bildung von Milchsäure und Gasen im Darm, mit unangenehmen Folgen wie Blähungen und Bauchschmerzen, und oft auch zu Durchfällen. Da diese Beschwerden häufig nach dem Genuss laktosereicher Lebensmittel auftreten, sind sie recht leicht zu diagnostizieren. Aufschluss kann ein sogenannter H^2-Atemtest geben.

Viel Laktose befindet sich in Quark, Sahne, Molke, natürlich in Milch, aber vor allem auch in Produkten wie Vollmilchschokolade, Milchspeiseeis, Pralinen oder in Sahnetorten. Diese Verursacher sollten Sie ganz meiden, wenn Sie unter Laktoseintoleranz leiden.

Leider tauchen hohe Laktosewerte auch bei Lebensmitteln auf, bei denen man sie nicht sofort vermutet, z.B. bei Wurstwaren, Brot, Cappuccino-Pulver, in Fertiggerichten und Fertigbackwaren. Achten Sie bei Convenience-Produkten auf den Zusatz »laktosefrei« bzw. »enthält Milchpulver« auf der Verpackung. Auch für frei verkäufliche Waren, etwa beim Bäcker, gilt eine Deklarationspflicht.

Laktosearm ernähren

Sie müssen nicht ganz auf Milchprodukte verzichten. Findige Hersteller haben den Markt bereits erobert – mit laktosefreier (= laktosearmer) Milch und entsprechenden Joghurts sowie Wurst- und Käsesorten. Hier wird der Milchzucker schon während der Verarbeitung aufgespalten. Tipp: Laktosefreie Milch können Sie auch als Basis für selbst hergestellte Desserts, Kuchen und Eissorten verwenden.

> Bei Käse gilt, je älter und ausgereifter er ist, desto weniger Laktose enthält er. Das gilt für Hartkäse wie Bergkäse und Emmentaler, Parmesan, Schnittkäse wie Edamer und Gouda, Edelpilzkäse, Camembert und einige mehr. Meiden sollten Sie Frischkäse, Hütten- sowie Schmelzkäse.
> Gemüse, Kartoffeln, Früchte, Hülsenfrüchte, Nüsse, Fleisch, Fisch, Geflügel und Eier sind von Natur aus laktosefrei.
> Butter enthält weniger Laktose, als viele vermuten, und ist daher in normalen Mengen meist verträglich.
> Dunkle Schokolade mit mindestens 60 Prozent Kakaoanteil wird in der Regel vertragen.

Fruktoseintoleranz

Eine Unverträglichkeit von Fruchtzucker ist sehr verbreitet; Experten schätzen, dass sie bei 30 Prozent der Erwachsenen vorliegt. Bei den Betroffenen wird der Transport des Fruchtzuckers ins Blut gehemmt, der eigentlich schon im Dünndarm abgewickelt werden sollte. Die Bakterien im Dickdarm stürzen sich dann mit Freuden auf die massenweise angeschwemmten Fruktosemoleküle. Lästige Krämpfe, Blähungen und Durchfälle sind die Folge. Allerdings schwankt das Ausmaß der Unverträglichkeit stark. Ein völliger Verzicht ist selten nötig. Bei vielen Betroffenen reicht es, wenn sie auf weniger fruktosehaltige Obstsorten ausweichen.

Konfitüren haben sehr hohe Fruktosewerte, ebenso Dicksaft, Sirup, Dörrobst (Rosinen, Datteln, Feigen) und damit versetzte Müslis und Teigwaren. Haushaltszucker, also Saccharose, besteht jeweils zur Hälfte aus Glukose und Fruktose, also sollten Sie auch hier aufpassen!

Histaminunverträglichkeit

Ein noch wenig erforschtes Gebiet ist die Histaminintoleranz. Vielfältige Symptome wie Kopfschmerzen, Bauchschmerzen, Übelkeit, Kreislaufprobleme wie Herzrasen, Schwindel, Jucken und Brennen der Haut sowie Hitzewallungen werden berichtet und sind entsprechend schwierig zu diagnostizieren. Im Stoffwechsel der Betroffenen wird ein Enzym blockiert, die Diaminoxidase aus dem Dünndarm, welche das Histamin normalerweise abbaut. Mit einem Bluttest, dem DOA-REA, kann ein Laborarzt die Aktivität der Diaminoxidase messen und aus dem Befund ziemlich sicher auf eine Histaminintoleranz schließen.

Den Patienten hilft ein weitgehender Verzicht auf die folgenden, übrigens auch häufig als Allergene bezeichneten Lebensmittel: Meeresfrüchte, länger gelagerter oder leicht verderblicher Fisch (z. B. Thunfisch, Makrele, Hering), Alkohol, Hartkäse, Nüsse, außerdem Sauerkraut, Tomaten, Ananas und Erdbeeren.

Genauen Aufschluss gibt nur geduldige Buchführung. Je frischer ein Lebensmittel, desto besser wird es vertragen, weshalb auch Konserven gemieden werden sollten.

Das ist nicht als generelle Ernährungsempfehlung zu verstehen, da einige dieser Lebensmittel durchaus als »gesund« gelten dürfen. Wir sehen hier wieder, wie komplex das Thema gesunde Ernährung ist und wie wenig man verallgemeinern darf! Auch deshalb stelle ich Ihnen im Anhang einige Rezepte vor, die Ihnen zeigen, dass Sie auf die Suche gehen sollten, um aus dem Überangebot unserer Nahrungsmittel diejenigen zu finden, die Ihnen zuträglich sind. Selbst Patienten, die mit schweren Unverträglichkeiten leben, können sich leckere Speisen zubereiten.

Nahrungsergänzung nach Plan

In manchen Fällen reicht gesunde und abwechslungsreiche Ernährung oder der Verzicht auf allergieauslösende Lebensmittel nicht mehr aus. Wenn bereits Stoffwechselerkrankungen oder eine mitochondriale Dysfunktion vorliegen, kann eine Behandlung durch Nahrungsergänzungsmittel unterstützt werden.

Wichtig: Die folgenden Informationen ersetzen keinesfalls das therapeutische Gespräch! Meine Bitte: Nehmen Sie frei verkäufliche Präparate nicht wahllos ein, insbesondere dann nicht, wenn Sie bereits Medikamente verschrieben bekommen. Es können sich Wechselwirkungen und Nebenwirkungen entwickeln, die jegliche positive Wirkung zunichtemachen.

Hilfe durch Mikroorganismen

Eine probiotische Therapie macht sich den Einsatz von lebenden Mikroorganismen zunutze. Probiotische Lebensmittel wie etwa Joghurt, die diese lebenden Organismen enthalten, unterliegen strengen Richtlinien. Die Menge an enthaltenen Bakterien ist sicher förderlich für Ihre Darmgesundheit, aber wesentlich geringer als in speziellen probiotischen Nahrungsergänzungsmitteln, wie ich sie zur Behandlung empfehle.

EM steht für sogenannte »Effektive Mikroorganismen«, die seit den 1980er-Jahren erforscht werden. Dazu gehören unter anderem Hefen und Milchsäurebakterien. Die EM sind ein wichtiger Baustein bei vielen Stoffwechselprozessen. Sie können Schäden, die durch oxidativen Stress entstanden sind, ausgleichen. Als Radikalenfänger sind sie eine schlagkräftige Einsatztruppe. Hierzulande wird der Probiotik immer noch ein viel geringerer Stellenwert eingeräumt, als es die Therapieerfolge rechtfertigen. Die meisten Produkte müssen die Patienten aus eigener Tasche bezahlen.

Entzündungshemmende Polyphenole

Polyphenole sind uns bestens bekannt: Durch sie bekommen Kirschen oder Tomaten ihre charakteristischen Farben, ihr Aroma und den typischen Geschmack. Flavonoide, Cumarine und Lignone sowie Phenolsäuren beziehungsweise Gerbsäure gehören zu den wichtigsten Polyphenolen. Auch Kaffeesäure gehört dazu, die dem Kaffee seinen unverwechselbaren, leicht bitteren Geschmack verleiht.

Man sagt Polyphenolen allgemein eine starke antioxidative Wirkung nach, vermutlich ist sie um Etliches größer als die der Vitamine. Gemeinsam sind Polyphenole und Vitamine ein starkes Team gegen freie Radikale und oxidativen Stress.

Im Rahmen einer gesunden Ernährung beziehen wir Polyphenole hauptsächlich durch den Verzehr von Freilandgemüse, ungeschältem Obst und Vollkorngetreide (die wertvollen Pflanzenstoffe liegen meist dicht unter der Schale). Beerenobst und rote Weintrauben sind besonders reich an Polyphenolen, enthalten sind sie aber auch in Grüngemüsen, Zwiebeln, Äpfeln, Granatäpfeln, Grüntee, Sojabohnen, dunkler Schokolade und vielem mehr.

Sekundäre Pflanzenstoffe, die vor Krebs schützen

> Glukosinat behindert das Wachstum von Tumoren durch die sogenannte Angio-Genese. Enthalten ist es in Brokkoli, Rotkohl oder Weißkohl und sollte am besten nicht zu lange gegart werden. Gut kauen!

> Quercetin, das mit antikarzinogener Wirkung in den Stoffwechsel von Krebszellen eingreift, findet sich in Zwiebeln, Äpfeln, Schnittlauch und Johanniskraut.

> Lycopin, ein Antioxidans und Radikalenfänger aus der Gruppe der Carotinoide, das direkt gegen Prostata-

krebs wirkt, ist besonders in Tomaten enthalten: Da es aber erst wirkt, wenn es erhitzt wurde, sollen Sie Tomatensuppe oder Tomatensoße verzehren!

> Isoflavonoide gehören zu den Polyphenolen. Sie reduzieren das Risiko für Herz-Kreislauf-Erkrankungen, Brust- und Prostatakrebs, Diabetes mellitus, Osteoporose und Unfruchtbarkeit. hemmen Krebszellen, besonders bei Brust- und Prostatakrebs: Sie sind in Sojamilch, Miso und Tofu anzutreffen.

> Catechine sind Aromastoffe, bei denen eine vorbeugende Wirkung bei hormonabhängigen Krebserkrankungen wie Brust- und Prostatakrebs diskutiert wird: Sie finden sie in japanischem grünem Tee (lange ziehen lassen) und in Kakao sowie in Schokolade mit mindestens 70 Prozent Kakaoanteil.

MEIN THERAPIE- UND BEHANDLUNGSKONZEPT

Wenn Sie mit Freuden in einen Apfel beißen, auf einem ruhigen Sonntagsspaziergang einfach Ihren eigenen Gedanken nachhängen ... Wenn Sie mit Ihren Kindern, Nichten und Neffen im Schwimmbad toben, in einer berauschenden Opernaufführung alles um sich herum vergessen – dann können Körper, Geist und Seele auftanken. Und alles, was Sie beruhigt, stärkt und erfreut, kommt direkt Ihren kleinen Zellkraftwerken zugute. Doch was, wenn das Leben Sie überanstrengt hat? Wenn Sie zu lange »alles« gegeben haben und der Körper bis in die Mitochondrien krank geworden ist?

Wichtig ist dann vor allem eins: Bei jeder Erkrankung, die Sie erschöpft, sollten Sie aufmerksam sein und am besten den Mitochondrien-Status anhand von entsprechenden konkreten Laboruntersuchungen überprüfen lassen. Wenn Sie wissen, worauf Sie achten müssen, können Sie frühzeitig eingreifen und alles wieder in Ordnung bringen, ehe ein Burn-out oder eine andere Erkrankung Sie für möglicherweise sehr lange Zeit außer Gefecht setzt.

Achten Sie auch auf ein anderes, nicht minder deutliches Warnsignal Ihrer Mitochondrien: Wenn Sie eine Erkrankung haben, von der gleichzeitig verschiedene Organe betroffen sind, ist Vorsicht geboten. Sie sollten sich auf eine mitochondriale

Störung hin untersuchen lassen. Einmal diagnostiziert, können diese Störungen auf zellulärer Ebene erfolgreich behandelt werden.

Ein Mitochondrium ist nicht so leicht »umzubringen«. Es muss schon einiges zusammenkommen, bis so einem Energie-Winzling die Luft ausgeht.

Mithilfe der Bestimmung wichtiger Parameter im Labor kann man zweifelsfrei feststellen, in welchem Zustand die Mitochondrien sind. Da die Arbeit der kleinen Kraftwerke in erster Linie von der Qualität der Versorgung mit Nähr- und Vitalstoffen abhängt, können dank der sogenannten orthomolekularen Methoden krankhafte Prozesse unterbrochen und wieder normalisiert werden. Die orthomolekulare Medizin ist ein alternatives Heilverfahren, das auf den Chemiker und zweifachen Nobelpreisträger Linus Pauling (1901–1994) zurückgeht. Im Rahmen dieser Mikrovitalstofftherapie erhalten Sie fein aufeinander abgestimmte, lebenswichtige Bausteine, die der Körper in ausreichender Menge nicht mehr herstellen kann. Zu den Stoffen gehören viele Vitamine – vor allem Vitamin C, A und E –, Mineralstoffe, Spurenelemente sowie Amino- und Fettsäuren. Besonders gut sprechen auf diese Behandlung psychosomatische Erkrankungen an, wie Burn-out, multiple chemische Sensitivität oder Fibromyalgie.

Hilfe für meine Leser!
Auf den folgenden Seiten gewähre ich Ihnen einen Einblick in die bewährten Behandlungsmethoden, die ich grundsätzlich anwende, um geschwächte oder geschädigte Mitochondrien zu stärken. Ich erkläre außerdem anhand einiger Fallbeispiele, wie ich durch gezielte Maßnahmen die Mitochondrien bei teilweise schweren Erkrankungen so

entlastet und unterstützt habe, dass sich die körperliche Situation meiner Patienten deutlich zum Positiven gewendet hat. Wenn Sie nicht im Raum München leben, rate ich Ihnen, bei der Suche nach einem geeigneten Therapeuten, darauf zu achten, dass er oder sie bereits Erfahrung auf dem Gebiet der Behandlung von Mitochondrien nachweisen kann.

Unter www.taramax.de finden Sie Therapeuten in Ihrer Gegend, die sich mit Mitochondrien auskennen und Ihnen individuell auf Sie zugeschnittene Therapiemöglichkeiten aufzeigen können.

Diagnose und Heilung

Wenn Ihre Mitochondrien geschwächt oder erkrankt sind, biete ich die Möglichkeit einer schonenden Behandlung, mit der sich Ihre kleine Zellkraftwerke wieder erholen können. Mein Ziel ist es zum einen, den angegriffenen Mitochondrien-Körper zu regenerieren, und zum anderen, die Funktionsfähigkeit der Mitochondrien zu verbessern. Denn sobald die Zellkraftwerke ihren Aufgaben wieder ungehindert nachgehen können, steht Ihnen wieder so viel Energie zur Verfügung, dass Sie »Bäume ausreißen« und sich des Lebens freuen können!

Das Erstgespräch

Angenommen, Sie sind mein neuer Patient, was erwartet Sie? Zunächst will ich Sie kennenlernen, wobei mich natürlich in erster Linie Ihr Gesundheitszustand interessiert. Mit einer gründlichen Befragung, der Anamnese, versuche ich, mir ein Bild von Ihnen zu machen, wobei mich nicht Ihre Stärken interessieren. Ich stelle behutsam Fragen, um Sie zu ermutigen, mir Ihre körperlichen und psychischen Schwächen zu beschreiben: Sie sind es, die ich kennen muss, um erste Hinweise auf den energetischen Zustand Ihres Körpers zu erhalten – und um eingrenzen zu können, welche Funktionen der Mitochondrien gestört sind bzw. in welchen Organen die Mitochondrien wohl bereits geschwächt sind.

Zu dieser Anamnese gehört auch ein Fragebogen, den ich Ihnen mitgebe und den Sie in Ruhe und sorgfältig ausfüllen sollten. Außerdem möchte ich Ihre Lebensumstände erkennen. Dazu müssen Sie mir helfen und z. B. folgende Fragen ehrlich beantworten:

> Wie leben Sie (alleine, mit Partner, mit Familie)?
> Was ist Ihre Lebensaufgabe?
> Welchen Beruf üben Sie aus?
> Welche Hobbys haben Sie?

Anschließend, das kennen Sie vermutlich auch schon, nehme ich Blut ab, das ich in ein unabhängiges Labor sende.

Zu guter Letzt überreiche ich Ihnen ein Stuhlröhrchen, das Sie mit einer Stuhlprobe füllen sollen. Auch diese Probe wird ins Labor geschickt.

Aus den eingesandten Proben stellt das Labor Werte zur Verfügung, die ich anschließend studiere, um mein Bild Ihres Gesundheitszustandes abzurunden bzw. es zu festigen oder zu korrigieren. Die wichtigsten Faktoren (Parameter), die auf eine mitochondriale Dysfunktion hindeuten, sind: wichtige LDH-Isoenzyme, M2PK, antioxidative Kapazität, Glutathion etc.

Meine Erfahrungen zeigen, dass bei fast allen von mir beschriebenen Parametern Störungen vorliegen, je nach Krankheitsbild natürlich mehr oder weniger. Ein Augenmerk lege ich besonders auch auf extreme körperliche Belastungen und seelischen Stress.

Sobald die Stuhl- und Blutergebnisse vorliegen, besprechen wir diese und legen gemeinsam die weitere Therapie fest. Dabei hat sich ein kombiniertes Vorgehen bewährt, das sofort all die Prozesse stoppt, die Ihren Mitochondrien schaden, und das ich Ihnen im Folgenden genauer darstellen möchte.

Wichtige Werte aus dem Labor

Durch eine Stuhluntersuchung lässt sich eindeutig feststellen, ob und in welchem Umfang Ihr Darm eventuell geschädigt ist: Ist der Alpha-1-Antitrypsin-Wert erhöht, weist das auf eine erhöhte Durchlässigkeit der Darmschleimhaut hin. Alpha 1 Antitrypsin ist ein Eiweiß, das in den Leberzellen gebildet wird. Sind die Schleimhäute und Wände der Kapillargefäße des Darms verletzt und löchrig, kann es vermehrt ins Darminnere gelangen, sodass man es im Stuhl in erhöhten Mengen findet. Die gute Nachricht: Die Regeneration und Wiederherstellung der Schleimhautfunktion ist möglich. Das Ziel ist, die Durchlässigkeit der Darmschleimhaut wieder zurückzubilden und somit eine intakte Darmflora aufzubauen.

Individuelle Ernährung

Wenn bei Ihnen ein Leaky-Gut-Syndrom entdeckt wurde, wird der anschließende Nahrungsmitteltest in der Regel ergeben, welche Lebensmittel Sie ab jetzt meiden müssen, da sie bei Ihnen zu chronischen Entzündungen führen.

Krank ohne Grund?

Wenn Sie krank sind und sich der Grund nicht finden lässt, sollten Sie an Histamin (siehe Seite 171) denken. Es erweitert nicht nur die kleinen Blutgefäße, damit die großen Abwehrzellen durch die Blutgefäßwände wandern können, sondern sorgt auch für Flüssigkeitsaustritt aus den Blutgefäßen ins Gewebe. Dies sorgt für Druck und Schwellung auf die Nerven, wodurch es zu Migräne, Muskelverhärtungen im Hals-, Nacken- und Wirbelsäulenbereich kommen kann. Auch können phasenweise Gelenk- und Nervenschmerzen wie Rheuma, Ischias, Hexenschuss etc. entstehen.

Weiter sind manchmal die Folge: Migräne, Spannungskopfschmerz bis hin zu Mittelohrentzündung, Erkrankungen der Atmungsorgane wie chronische Nasennebenhöhlenentzündung, Heuschnupfen, Bronchitis, Erkältungskrankheiten, Erkrankungen des Verdauungstrakts, Magenschleimhautentzündung, Dünn- und Dickdarmentzündung (Morbus Crohn, Colitis Ulcerosa), Durchfall, Verstopfung, Erkrankungen des Herz-Kreislauf-Systems, Schwellungen im Augenbereich, Erkrankungen der Haut, Erkrankungen des Bewegungsapparats oder allergische Erkrankungen.

Ernährungsumstellung

Der nächste Schritt ist dann die Umstellung auf eine Ernährung, die den Darm ab sofort entlastet und nach und nach wieder in Ordnung bringt: Jetzt heißt es vor allem, Lebensmittel zu essen, die im Darm nicht gären und die keine Blähungen verursachen. Wenn im Darm Nahrungsmittel liegen bleiben und gären, entstehen Fuselalkohole und andere zellschädigende Giftstoffe, die Ihre Leber ebenso schädigen, als würden Sie große Mengen Alkohol trinken! Um die Lebensmittel zu finden, die in Ihrem speziellen Fall den erkrankten Darm am schnellsten regenerieren, wende ich seit Jahren einen Ernährungstest an, der über das Blut die Aussage macht, welche Lebensmittel für Sie gut sind – und welche Sie unbedingt meiden sollen.

Der Ernährungstest

Ernährungstests werden in unabhängigen Labors durchgeführt, in denen die Reaktionen Ihres Körpers auf bis zu 270 Lebensmittel untersucht werden können. Grundlage dieser Auswertung ist die eingesandte Blutprobe. So kann eine umfassende Austestung entstehen, die Ihnen wertvolles Wissen an die Hand gibt – nachvollziehbare Werte und Ergebnisse, die z. B. zeigen, ob Sie Antikörper gegen Nahrungseiweiße bilden. Weitere Elemente, die sich im Test nachweisen lassen, sind:

> Histamin, ein Hormon, das bei sofortallergischen Reaktionen und zeitverzögert ablaufenden Immunreaktionen und Entzündungen ausgeschüttet werden kann. Etliche Nahrungsmittel sind histaminhaltig. Ein gestörter Abbau kann zu vielfältigen Störungen führen.

> Eiweißmangel: Eiweiße sind lebensnotwendig und stellen die Grundbausteine unserer Körperzellen dar, ohne die unser Körper keine Zellen bilden oder reparieren kann. Unser Energiestoffwechsel, die Bildung von Hormonen, Abwehrzellen, Muskulatur, Bindegewebe aller Organe sowie die Aufrechterhaltung des Blutdrucks und das Transportsystem Blut sind von den Eiweißen/Aminosäuren abhängig. Der Mensch braucht Aminosäuren, da es sonst zu Regenerationsstörungen und vorzeitigen Alterungsprozessen kommen kann. Ein Zuviel jedoch kann zu einer Übersäuerung des Körpers führen.

Den Darm regenerieren

Eine vollständige Regeneration des Leaky-Gut-Syndroms dauert ungefähr eineinhalb Jahre. Die wichtigste Maßnahme ist, die Darmschleimhaut mit gesunden Bakterien durchgehend zu therapieren. Dazu verordne ich effektive Mikroorganismen, also lebende Bakterien, die eigentlich in gesunden und natürlichen Lebensmitteln enthalten sein sollten. Allerdings braucht ein erkrankter Darm diese Mikroorganismen in Mengen, die durch unsere normalen Lebensmittel nicht mehr gedeckt werden.

So entwickelt sich im Darm nach und nach wieder eine gesunde, leistungsfähige Darmflora, die dafür sorgt, dass sich Ihre Verdauung regeneriert. Die ist lebenswichtig, denn sie verbessert die Bioverfügbarkeit vieler Vitalstoffe, die wir aus der Nahrung aufnehmen. Nicht zuletzt wirkt eine gesunde Darmflora wie ein Schutzschild: Sie ist Teil des Abwehrsystems und bremst die Ausbreitung von Krankheitserregern im Darm.

Das Leaky-Gut-Syndrom

Sie erinnern sich an das Leaky-Gut-Syndrom (siehe Seite 120f.). Die geschädigte Darmschleimhaut verhindert nicht nur die optimale Versorgung des Körpers mit Vital- und Nährstoffen: Während eine gesunde Darmschleimhaut die während des Stoffwechselvorgangs produzierten Verdauungsgifte zurückhält, damit sie nicht in die Blutbahn gelangen, kann eine gestörte Darmschleimhaut das nicht mehr leisten. Und so dringen durch den Darm Verdauungsgifte in den Körper. Gelangen große Mengen an Giften durch einen »lecken, löchrigen« Darm in den Körper, ist er gezwungen, den größten Teil dieser Gifte im Körper abzulagern. »Beliebte« Giftdepots sind die Muskulatur, das Bindegewebe und die Fettzellen. Sobald eine bestimmte

Konzentration an Giften erreicht ist, wird der Körper mit einer Entzündung reagieren, denn über diesen Prozess ist er in der Lage, einen Teil der Gifte abzubauen.

Was für Gifte gilt, gilt auch für Allergene: In der gesunden Darmschleimhaut ist ein Teil unseres Immunsystems damit beschäftigt, Allergene, die wir über die Nahrung aufnehmen, gleich »vor Ort« zu zerstören. Beim Leaky-Gut-Syndrom dringen die Allergene ungehindert durch die Darmwand und können eine generalisierte Allergie oder eine Nahrungsmittelallergie auslösen.

Aufbaukur für die Mitochondrien

Die »guten« Bakterien und eine Ernährung, die den Darm schont und regeneriert, sind die beiden wichtigsten Bausteine der Therapie, da sie es Ihnen langfristig ermöglichen, den Darm als Wiege des Immunsystems und der Verdauung von Grund auf zu heilen. Könnten Ihre Mitochondrien sprechen, würden sie vermutlich sagen: »Danke, jetzt bekommen wir endlich wieder das gute Baumaterial, das wir brauchen, statt der vielen Gifte, mit denen wir torpediert wurden!«

Doch damit nicht genug: Wir können noch einige Dinge tun, die den Mitochondrien helfen, wieder besser zu funktionieren. Ganz wichtig dabei: sinnvolle, effektive Maßnahmen, um die entstandenen Schäden an den Mitochondrien zu reparieren.

Sauerstoff unterstützt die Mitochondrien

Während Babys noch 40 bis 45 Mal in der Minute atmen, hat sich bei uns Erwachsenen die Atemfrequenz auf etwa 12 bis 18 Atemzüge pro Minute eingespielt. In der Lunge wird Sauerstoff ausgetauscht, und der frische Sauerstoff gelangt mit dem Blut und den übrigen Nährwerten bis in die letzte Zelle unseres Körpers. Dort, im Innersten der Zellen, in den Mitochondrien, findet die eigentliche Atmung statt. Hier werden die Sauerstoffmoleküle (O_2) verbrannt und in Energie umgewandelt. Im Rahmen einer Sauerstofftherapie führe ich dem Organismus eine hochkonzentrierte »Extraportion« Sauerstoff zu – das gelingt besonders direkt und effektiv über die Vene.

Die Ernährungslage der Mitochondrien schlagartig verbessern
Vor allem zu Beginn der Therapie ist es wichtig, den Zellen sehr schnell gesunde Rohstoffe zum Aufbau der Mitochondrien und für die Energiegewinnung in der Atmungskette zur Verfügung zu stellen. Bis die Ernährungsumstellung und die Darmsanierung greifen, führt eine Infusionstherapie als Erste-Hilfe-Maßnahme Vitamine, Aminosäuren und Mineralien direkt ins Blut. Diese »Protokollinfusionen nach Dr. Heinrich Kremer« enthalten einen speziellen Mix aus Vitaminen, Aminosäuren und Mineralstoffen, die ich Ihnen im Rahmen einer etwa einstündigen Behandlung intravenös zuführe. So kann das Reservoir an Vitalstoffen in Ihrem Körper schnell und zuverlässig mit hochwertigem »Material« aufgefüllt werden, sodass es Ihrem Organismus ab sofort in ausreichender Menge zur Verfügung steht. In dieser Zeit der Behandlung liegen Sie am MitoEnergy-Gerät. Dieses Gerät fördert die Öffnung der Zellen für die Vitalstoffe, sodass mehr dieser wertvollen Nährelemente in die Zellen und die Mitochondrien gelangen. Mehr über dieses segensreiche Gerät lesen Sie auf Seite 188 ff.

Zusätzlich verschreibe ich Ihnen Nahrungsergänzungsmittel aus den Bereichen der Probiotika und vor allem Vitamine, Vitamine, Vitamine. Sie tragen ja ihren Namen nicht umsonst, ist VITA doch das lateinische Wort für LEBEN. Diese Nahrungsergänzungsmittel nehmen Sie in eigener Regie ein – je zuverlässiger, desto schneller stellen sich erste Erfolge ein.

Die Darmflora aufbauen: Probiotika

Wenn Sie schon einmal Antibiotika über längere Zeit genommen haben, wissen Sie sicher noch, wie sehr Ihr Verdauungssystem gelitten hat. Meist ist eine Verstopfung oder Durchfall die Folge, die sich erst wieder »verabschiedet«, wenn Sie die Darmbakterien, die das Antibiotikum bei seinem Rundumschlag gegen die bakteriellen Krankheitserreger gleich mit »erledigt« hat, wieder aufbauen. Für diesen Neuaufbau der Darmflora müssen Sie vor allem probiotische Lebensmittel essen, die z.B. Milchsäurebakterien, Bifidobakterien und verschiedene andere Bakterienstämme enthalten, die unser Verdauungssystem braucht. Es gibt diese Probiotika in unterschiedlicher Darreichungsform. Das »feste« Mittel enthält u.a. Bifido- und Lactobazillus-Bakterien, Magnesiumsulfat, Mangan, Pantothensäure, Vitamin B_1, B_2, B_6 und B_{12}. In flüssiger Darreichungsform gehören neben verschiedenen Bakterienkulturen, Auszug aus Schwarzkümmelsamen, Kräutermischungen sowie Trauben- und Grapefruitkernextrakte zu den aktiven Substanzen.

Rundumschutz mit Sekundären Pflanzenstoffen

Vielleicht haben Sie schon einmal von den Sekundären Pflanzenstoffen gehört? Der Name entstand, um die Vitamine, Mineralien und Spurenelemente in Pflanzen und Früchten von den Inhaltsstoffen zu unterscheiden, die weniger bekannt sind. Was kompliziert klingt, sind einfach unterschiedliche chemische Elemente, die in Obst und Gemüse meist in der Schale oder in den Blättern vorkommen. Viele sind Farb- und Geschmacksstoffe, andere schützen Pflanzen vor Schädlingen und Krankheiten oder regulieren das Wachstum der Pflanze. Für uns Menschen sind sie eine wahre Fundgrube, denn sie bewirken in unserem Organismus nur Gutes.

Eine große Gruppe der Sekundären Pflanzenstoffe sind die

Polyphenole: Sie haben vor allem antioxidative Wirkung, fangen also einen Überschuss an freien Radikalen ab und schützen dadurch die Zellen vor oxidativem Stress (siehe Seite 65).

Polyphenole und Quercertin sind besonders gut für die Gesundheit, da einige Polyphenole nach neuesten Untersuchungen sogar stärkere Radikalfänger sind als die Vitamine C, E und Betacarotin. So liegt der antioxidative Effekt der im Rotwein enthaltenen Polyphenole um 40 Prozent höher als der einer entsprechenden Menge Vitamin E – darüber hinaus beugen sie auch Herzinfarkt vor. Sie sehen also, es kann durchaus Spaß machen, seine Mitochondrien zu heilen!

Die wichtigsten Polyphenole sind:
> Gerbsäuren (Phenolsäuren). Sie sind in Lebensmitteln enthalten, die durch einen unverkennbar herben Geschmack auffallen: Kaffeesäure ist so eine Gerbsäure. Eine andere ist die Ellagsäure, ein Bestandteil des grünen Tees, der in letzter Zeit wegen seiner antikanzerogenen Wirkung in aller Munde ist. Ellagsäure kann vermutlich, so hofft man, und die ersten Anzeichen sprechen dafür, genetischen Schäden vorbeugen, die krebserregende Substanzen (Zigarettenrauch, Luftverschmutzung) verursachen.
> Flavonoide. Man vermutet, dass Pflanzen diese Farbstoffe als Teil ihres eigenen Immunsystems entwickeln. Denn so würde sich auch all das erklären, was sie für uns tun: Flavonoide, die in vielen Beerensorten und Zitrusfrüchten stecken, wirken still und leise gegen Entzündungen. Sie können oxidativen Stress mindern und räumen mit Pilzen, Viren und Bakterien auf, die den Körper befallen haben. Gut erforscht sind bereits die Anthocyane, eine Untergruppe der Flavonoide, die z.B. dafür sorgen, dass Brombeeren blauschwarz sind.

> Quercertine. Man erkennt sie leicht in der Natur. Sie sind eine Gruppe von Farbstoffen, denen Kirschen, Weintrauben, Mispeln und Aprikosen ihre leuchtenden Farben verdanken.

Schnell ans Ziel mit Kombipräparaten

In der Zwischenzeit gibt es auf dem Markt eine Reihe ausgewogener Präparate, mit denen Sie Ihre Mitochondrien gezielt unterstützen können.

Spezielle Mischungen für die Mitochondrien enthalten wertvolle Vitamine (wie Vitamin E, Vitamin B_2 und Vitamin C), Spurenelemente wie Zink und Selen, Aminosäuren, Polyphenole und Antioxidantien.

Hilfreich sind auch Präparate auf der Basis von schwefelhaltigen Pflanzenstoffen kombiniert mit Vitaminen, Spurenelementen, Algen und Enzymen.

Mineralstoffe: Achten Sie auf die Zufuhr von Coenzym Q10, unterstützt von L-Carnitin und natürlichem Vitamin D, sowie Vitamin E.

Sekundäre Pflanzenstoffe: Hier gibt es Präparate, die hochkonzentrierte Polyphenole enthalten. Bewährt hat sich auch ein Konzentrat aus Curmin, ergänzt mit Extrakten aus schwarzem Pfeffer und Traubenkernen mit der Aminosäure L-Carnitin.

Ungesättigte Fettsäuren: Wertvolle Omega-3-Fettsäuren entfalten ihre Wirkung sehr gut in Kombination mit natürlichem Vitamin B_3, L-Carnitin, Taurin und Allicin.

Das Plus: MitoEnergy

Wie Sie schon in den letzten Kapiteln erfahren haben, spielen die Mitochondrien die wohl wichtigste Rolle in unserem Organismus. Ist der komplexe Stoffwechselvorgang in den Mitochondrien gestört, so entstehen oftmals langsam und schleichend viele unterschiedliche Krankheiten und teilweise sehr komplexe Beschwerdebilder. Es ist eine wissenschaftliche Tatsache, dass elektrische Beeinflussungen biologischer Gewebe unmittelbar biochemische Veränderungen im Organismus hervorrufen können. Beobachtungen von körpereigenen Energien, Zellsignalen und biochemischen Prozessen, die unseren Körper steuern und regulieren, gibt es bereits seit vielen Jahrzehnten.

Hinzu kommt, dass strombasierte Frequenzimpulse die gemeinsame Sprache aller lebenden Zellen in unserem Organismus sind. Elektrische Impulse erzeugen unmittelbar an der Zellstruktur sogenannte Aktionspotenziale, und diese beeinflussen und steuern die Zellfunktion. Bei diesen elektrischen Signalen werden quasi einzelne Buchstaben übertragen, die sich zu komplexen Zellinformationen zusammensetzen. Bei einer fehlerhaften Mitochondrienfunktion ist somit auch ein gestörtes elektrisches Informationsfeld zu vermuten.

Auf der Suche nach Möglichkeiten, die fehlerhaften Zell-Regulationsprozesse wieder zu normalisieren, führten langjährige Forschungsergebnisse aus der Praxis schließlich zu der Entwicklung einer hochmodernen Behandlungsmethode: der MitoEnergy-Systemtherapie. MitoEnergy ist eine neuartige bioenergetische Behandlungsmethode, die unmittelbar in den körpereigenen Stoffwechsel eingreift und Regulationsprozesse auf zellulärer Ebene positiv beeinflussen kann. Hierbei kommen hochfrequente elektrische Wechselfelder mit hoher Intensität zum Einsatz. Diese werden über große leitfähige Energie-Applikatoren direkt in den Körper geleitet. In den meisten

Fällen wird eine Ganzkörperbehandlung durchgeführt, um möglichst alle Zellstrukturen positiv zu beeinflussen. Da jeder Patient einen unterschiedlich hohen Energiebedarf hat, wird während der etwa 50-minütigen Behandlung die Intensität stets an das jeweilige Energieniveau angepasst.

Bis heute ist wissenschaftlich nicht erforscht, welche Frequenzen tatsächlich die jeweiligen Zellstrukturen optimal regulieren. Die MitoEnergy-Systemtherapie nutzt deshalb ein riesig großes Spektrum unterschiedlicher Frequenzen. Dies ist einem Musikorchester ähnlich, bei dem erst das Zusammenspiel vieler Instrumente ein unvergleichbares Konzert ergibt.

Durch diesen ständigen Frequenz-Scan ist die Wahrscheinlichkeit hoch, dass alle Zellen und somit die Mitochondrien samt Zellmembranen in Schwingung versetzt werden. Bei der Behandlung können unzählige geladene Teilchen permanent die Zellmembranen durchdringen. Diese sorgen für eine optimierte Durchlässigkeit, öffnen Zellmembrankanäle, erzeugen Spannungen und lösen winzigste Entladungen aus.

Während der MitoEnergy-Behandlung wird zeitgleich die optimale zelluläre Versorgung durch die hoch dosierte Gabe von biologischen Wirkstoffen und Vitalstoffinfusionen sichergestellt. Hierdurch kann eine Regeneration der Mitochondrien in den Körperzellen erfolgen. Die Zellen sollen so wieder auf die ursprüngliche »Normalfunktion« umschalten.

Es zeigen sich sehr schnelle und beeindruckende Behandlungsergebnisse – auch bei oftmals sonst therapieresistenten Fällen.

MitoEnergy sorgt somit offensichtlich für eine deutlich erhöhte zelluläre Aufnahmefähigkeit sowie für einen verbesserten Abtransport von Giftstoffen und Stoffwechselabfällen.

MitoEnergy ist ein unverzichtbarer Baustein bei der Behandlung mitochondrial bedingter Erkrankungen. Hier übernimmt MitoEnergy scheinbar eine Schlüsselfunktion und arbeitet als Türöffner für die Zelle. Da die Behandlungsmethode unmittelbar den körpereigenen Stoffwechsel beeinflusst und zur Normalisierung wie auch zur Aktivierung der Zellfunktionen beitragen kann, ist das Einsatzgebiet tatsächlich sehr vielfältig.

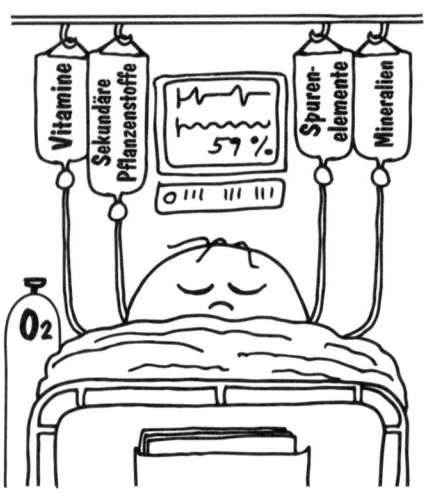

Nicht nur bei Erkrankung oder Erschöpfung

Man hat bereits sehr gute Erfahrungen mit der Behandlung von Burn-out und Depressionen, Drehschwindel, Fibromyalgie, Borreliose, Neurodermitis und Psoriasis, Parkinson, Nierenschädigungen oder Tinnitus gemacht, um nur einige zu nennen. Selbst der Blutdruck kann sich normalisieren.

Doch möchte ich in diesem Rahmen vor allem auf eine andere sehr hilfreiche Wirkung des MitoEnergy-Geräts hinweisen: Leistungssport ist für unsere Mitochondrien Schwerstarbeit, und die kleinen Kraftwerke sind in aller Regel nach einem Wettkampf einfach »platt«. Ich betreue in meiner Praxis mehrere Radrennfahrer und kann nur bestätigen, dass MitoEnergy die Müdigkeit und Erschöpfung, die z.B. nach einem Radmarathon üblich und normal sind, in kürzester Zeit ausgleichen kann. Doch auch langfristig hat sich MitoEnergy bei Sportlern bewährt, da bei allen, die ich in der Praxis behandle, als Folge gesunder und kräftiger Mitochondrien eine deutliche und nachweisbare Leistungssteigerung festzustellen ist.

So geht es Schwermetallen an den Kragen

Da Ihr Körper die Schwermetalle wie andere lösliche Giftstoffe und Abfälle auch gewohnheitsmäßig in die körpereigenen »Reinigungsanlagen« schickt, sammeln sich Blei und Co. in der Leber und den Nieren. Sie können sich das bildlich so vorstellen, dass die in diesem Fall wirklich physikalisch schweren Partikel im weichen Gewebe der Organe wie dicke Flusskiesel zu Boden sinken, nicht mehr wegbewegt werden und sich sammeln – nach dem gleichen Prinzip, wie auch Nierensteine entstehen.

Wenn sich im Test Schwermetallbelastungen gezeigt haben, werden diese mittels Infusionen ausgeleitet. Man verabreicht DMSA separat in einer Infusion und anschließend CaNaEDTA oder NaEDTA – auch per Infusion. So werden die Zellen mobilisiert und dadurch die Schwermetalle wasserlöslich und im Urin ausgeschieden.

Die Schwermetallausleitung dauert pro Sitzung eineinhalb bis drei Stunden. Einen Tag später werden zelluläre Mikro-Makronährstoffe verabreicht, die Ihr Reservoir an Mineralien, Spurenelemente etc. wieder auffüllen, das während der Schwermetallausleitung ebenfalls geleert wurde. Zusätzlich können Aminosäuren eingesetzt werden.

Je nach Konstitution des Patienten wird die Behandlung ein- bis zweimal pro Woche oder alle zwei Wochen wiederholt. Bei sehr sensiblen Patienten kann man die Behandlung nur einmal in vier Wochen durchführen. Die Ausleitungen sollten so lange gemacht werden, bis die Schwermetallergebnisse im Urin im Normbereich sind.

Unabhängig von Ihrem subjektiven Befinden werden spätestens nach zehn Behandlungen wieder Laborkontrollen durchgeführt, um den Verlauf der Behandlung schnellstens festzustellen.

Wichtig: Es gibt eine Reihe von schweren Erkrankungen, die verhindern, dass eine Schwermetallausleitung durchgeführt werden kann. Zu den Kontraindikationen zählen schwere Herz-, Nieren- und Lebererkrankungen, Bauchspeicheldrüsenentzündungen, Zustand nach Lungen-TBC, Aneurysma, akute Infekte (Grippe, Bronchitis, Mandelentzündungen, Blasenentzündungen) oder Anämie.

… und so helfen Sie mit

Sie können selbst einiges tun, um wenigstens einen Teil dieser eingelagerten Fracht doch in Bewegung zu bringen, damit sie mit dem Urin ausgeschieden werden kann:

> Stärken Sie Leber und Nieren mit geeigneten Mitteln wie Mariendistel oder Solidagoren.
> Chlorella-Algen binden Schwermetalle und helfen dem Stoffwechsel, sie auszuleiten.
> Bei Schwermetallen, die sich im Bindegewebe angesammelt haben, können Sie die Ausleitung mit Bärlauchtropfen unterstützen.
> Korianderextrakt hat sich zur Ausleitung aus den Nervenzellen bewährt. Die Schwermetallausleitung machen Sie unter meiner therapeutischen Begleitung als Kur – sie kann sich über mehrere Monate hinziehen.

> Essen Sie zusätzlich noch reichlich schwefelsäurehaltige Nahrungsmittel wie Käse, Krabben, Matjeshering, Brathähnchen oder geröstete Nüsse.
> Wenn es der Lebensmitteltest erlaubt, empfiehlt sich die »Budwig-Ernährung«, eine nach ihrer Erfinderin benannte Öl-Eiweiß-Kost, mit der Sie viele wertvolle essenzielle Fettsäuren zu sich nehmen. Im Vordergrund stehen die Alphalinolsäure und die schwefelhaltige Aminosäuren Methionin und Cystein. Der Anteil der Alphalinolsäure in Leinöl beträgt 50 Prozent.
> Auch bei saftigen Orangen und Zitrusfrüchten, Physalis, den leckeren Goji-Beeren oder Cranberrys dürfen Sie jetzt ohne schlechtes Gewissen zugreifen: Hohe Gaben von Vitamin C plus Kalzium sind die besten Waffen gegen Ansammlungen von Aluminium, Selen oder Zink im Körper.

Heilende Worte

Da ich an anderer Stelle ausführlich auf die Mittel und Methoden eingehe, die helfen, Stress abzubauen, möchte ich an dieser Stelle noch eine Lanze brechen für das wertschätzende Gespräch, also den liebevollen Umgang mit dem Gegenüber mithilfe von Worten. Ich möchte betonen, wie wichtig es ist, dass Betroffene in Krisen- und in Krankheitssituationen Menschen finden – entweder im privaten Umfeld oder in professionellem Rahmen –, bei denen sie ihr Herz getrost ausschütten können. Eine sehr große Hilfe sind Gesprächstherapiestunden, in denen Hilfesuchende sich mitteilen können und in denen sie sich sicher sein dürfen, dass es jemanden gibt, der zuhört und der auch professionelle Rückmeldung gibt – wenn sie denn gewünscht ist.

Ich arbeite viel mit meinen Patienten in Form von Gesprächen und weiß: Allein schon dadurch, dass man seine Probleme ausspricht, entsteht – durch die beginnende Verarbeitung und die veränderte Sichtweise der Problematik – eine neue Einstellung zu sich selbst und zu seinen Sorgen.

Fallbeispiele aus meiner Praxis

Wahrscheinlich werden Sie sich über die Auswahl der Beispiele wundern, da ich hier Fälle vorstelle, die Sie vermutlich gar nicht in Verbindung mit einer Schwäche oder Erkrankung der Mitochondrien kennen. Ich habe diese Fälle aus meiner Praxis gewählt, da sie verdeutlichen, wie ich bei einer Behandlung vorgehe und welchen entscheidenden Anteil auch das Gespräch zwischen Therapeut und Patient hat. Vor allem jedoch zeigen die Beispiele, dass selbst in Fällen, die »schwerwiegend aussehen«, eine Behandlung der Mitochondrien sehr erfolgreich sein kann.

Multiple Sklerose: Patientin, 30 Jahre
Die multiple Sklerose (MS) war etwa fünf Jahre zuvor diagnostiziert worden. MS ist eine chronisch entzündliche Erkrankung des zentralen Nervensystems – ein körperlicher Alarmzustand, der für die Mitochondrien Schwerstarbeit bedeutet.

Die junge Frau kam in meine Praxis, weil sie akut unter Koordinationsstörungen litt. Wechselnd waren Arme, Hände, Beine und Oberkörper betroffen. Eine sehr schwierige Situation, da sie von Beruf Schreinerin ist und damit ihren Lebensunterhalt verdiente. Sie war im europäischen Ausland ansässig, besuchte aber regelmäßig ihren Vater in München.

Sie erzählte, dass die Erkrankung in der ausländischen Klinik mit hoch dosierten Kortisoninfusionen behandelt wird. Kurz bevor sie mich aufsuchte, hatte sie einen Schub erlitten:

Das rechte Bein fühlte sich wie eingeschlafen an; sie konnte die Finger nicht mehr richtig bewegen und nichts festhalten.

Sie hatte bereits mit einer leichten Form der Ernährungsumstellung begonnen und nahm zusätzlich Vitamine, Polyphenole und Mikroorganismen, also Probiotika, ein. Sie brachte die Blutwerte bereits mit sowie eine Urinuntersuchung auf Schwermetalle, die eine starke Belastung mit Blei, Quecksilber und Kupfer zeigte.

Ich veranlasste einen Stuhltest, um die Beschaffenheit der Darmflora abzuklären. Aufgrund dieses Ergebnisses – es handelte sich um ein Leaky-Gut-Syndrom – veranlasste ich einen Nahrungsmittelausschlusstest, der Unverträglichkeiten auf sämtliches Getreide, alle Milchprodukte – auch solche von Schaf und Ziege – zeigte. Vom Speiseplan waren des Weiteren Eier und rotes Fleisch, Kohlgemüse, Lauch und Zwiebel ausgeschlossen.

Ganz schön heftig, diese Diagnose! Aber sie machte fleißig mit und stellte ihre Ernährung sofort um. Zusätzlich verordnete ich als Nahrungsergänzungsmittel alle B-Vitamine, die Vitamine C, A und E sowie Polyphenole. Außerdem verschrieb ich als pflanzliches Entgiftungsmittel gegen Schwermetalle Coenzym Q 10 und hoch dosiert Vitamin D_3.

Parallel startete ich in der Praxis mit Infusionen, die ihrem Immunsystem einen Ausgleich bringen sollten: Es handelte sich um spezielle Aminosäuren und gut aufeinander abgestimmte Stoffe, wie Vitamine, Spurenelemente und Glutathion.

Die Behandlung fand fünf Wochen lang je zweimal in der Woche statt, dann kehrte die Patientin in ihr neues Heimatland zurück.

Als wir die Behandlung beendet hatten, waren ihre Hände wieder schmerzfrei! Auch die Lähmung im Bein war verschwunden. Um zu erfahren, in welchem Zustand sich der Darm inzwischen befand, sandte sie zwei Monate später ihren Stuhl ins

Labor: Das Leaky-Gut-Syndrom war laut der Laborwerte be-
hoben. Trotz der guten Nachricht behielt sie die neue Ernäh-
rungsform bei. Heute fühlt sich die Patientin sehr gut, nimmt
aber ihre Nahrungsergänzungsmittel weiter ein.

Ein wichtiger Baustein dieser Behandlung war, dass sich die
Patientin bemühte, jeden Tag etwas spazieren zu gehen – und
auch über ihre psychische Situation haben wir viel gesprochen
und daran gearbeitet.

Ich werde diese Patientin nie vergessen, denn sie schenkte
mir als Abschiedsgeschenk ein Paar handgestrickte Socken.
Besser kann man den Fortschritt, den sie gemacht hatte, gar
nicht ausdrücken.

Diabetes II, Bluthochdruck, leichte Nierenfunktionsstörung: Patient, 78 Jahre

Die gesundheitliche Situation besteht seit über fünfzehn Jahren.
Für die Mitochondrien bedeutet dies den Zwang, eine ständige
Erneuerung beschädigter Zellen energetisch zu ermöglichen –
eine hohe Überforderung unserer kleinen lebendigen Energie-
produzenten!

Der alte Herr war trotz seiner Leidenschaft, als » Wanderer«
lange Spaziergänge zu unternehmen, stark übergewichtig. Bis
dahin war er schulmedizinisch mit Blutdruckmedikamenten
und Mitteln gegen seine hohen Zuckerwerte behandelt worden.
Ein Kollege hatte ihm meine Praxis empfohlen, um den Patien-
ten von Metformin, einem Medikament, das bei Diabetes mel-
litus II eingesetzt wird, zu befreien.

Zu Beginn der Behandlung wusste ich nicht, ob ich in der
Lage sein würde, seine Dosis an Metformin zu verringern, was
ich ihm auch sagte.

Wie immer habe ich zunächst eine Laboruntersuchung (Blut
und Stuhl) veranlasst.

Die Werte ergaben eine mitochondriale Dysfunktion, leichte Nierenfunktionsstörung, Magnesiummangel und einen deutlichen Mangel an Vitamin D_3.

Außerdem zeigte die Stuhluntersuchung ein massives Leaky-Gut-Syndrom und eine besorgniserregende Aktivität des Darmimmunsystems.

Aufgrund dieses Ergebnisses schlug ich einen Nahrungsmitteltest vor. Mir war das Alter meines neuen Patienten bewusst. Und da ich fürchtete, bei der Veränderung seiner lieb gewonnenen Ernährungsgewohnheiten auf wenig Gegenliebe zu stoßen, sagte ich gleich: »Ich denke, dass wohl eine große Umstellung Ihrer bisherigen Essgewohnheiten auf Sie zukommen wird.« Der Test ergab starke Unverträglichkeiten, sodass der Speiseplan am Ende mehr als eingeschränkt war: nur glutenfreie Getreideprodukte, keine Milchprodukte (auch keine Schaf- und Ziegenprodukte), wenig Zitrusfrüchte, keine Kartoffeln, weder Rosenkohl noch Paprikaschoten sowie keine Pflaumen oder Nüsse – außer Walnüsse.

Die Liste war ein ziemlicher Schock für ihn, aber er reagierte positiv und sagte, »er wolle da durch«, wenn die Chance bestünde, die Medikamente zu reduzieren.

Ich habe mit ihm in der Praxis eine venöse Sauerstoffkur gemacht – anfangs kam er viermal wöchentlich; dann bat ich ihn, über einen Zeitraum von drei Monaten zweimal pro Woche zu kommen, anschließend reduzierten wir auf vier Sauerstoffbehandlungen pro Monat.

Zusätzlich zum intravenösen Sauerstoff habe ich dem Patienten orale Nahrungsergänzungsmittel verschrieben: Vitamine, Aminosäuren, Polyphenole und Vitamin D_3.

Der Patient hat im Lauf von zwei Jahren langsam 30 Kilogramm abgenommen. Er fühlte sich sehr wohl, auch weil er in einem speziellen Studio mit Sport angefangen hatte. Schon nach

einem Jahr Therapie konnte er sein Metformin komplett ab-
setzen. Auch die Durchblutungsstörungen waren fast ganz be-
seitigt.

Aufgrund dieser Fortschritte wurden die schulmedizinischen
Medikamente vom behandelnden Arzt neu eingestellt: Die
Blutdruckmittel wurden stark reduziert, Marcumar durch ASS
100 ersetzt.

Der Erfolg, über den ich mich freue: Es ist nie zu spät, sich
für eine gesündere Lebensweise zu entscheiden! Wie schön, dass
dieser Patient die Auswirkungen seiner Mühen – und die Ernäh-
rungsumstellung war eine große Anstrengung für ihn (!) – so
intensiv erleben kann.

Unklares Erkrankungsbild mit Angst und Depressionen: Patient, 30 Jahre

Wie ich bereits erklärt habe, ist vor allem bei Erkrankungen,
die mehrere Organsysteme betreffen, fast immer davon auszu-
gehen, dass eine mitochondriale Dysfunktion vorliegt. So auch
in diesem Fall.

Der junge Mann, gerade Anfang 30, war in einem bedau-
ernswerten Zustand. Er litt unter Angstzuständen und Depres-
sionen. Dazu hatte er Magen-Darm-Probleme, Kopfschmerzen,
Heuschnupfen und eine Hausstauballergie. Er sagte selbst, dass
er denke, dass der Auslöser seiner Kopfschmerzen Stress und
Angstzustände wären. Er hatte bei einem Arzt Hilfe gesucht.
Dort hatte man eine Magenspiegelung und Stuhluntersuchung
vorgenommen, jedoch keine Auffälligkeiten festgestellt.

Im Erstgespräch schilderte er mir seine berufliche Situation:
Er habe sehr viel Stress und fühle sich in der Abteilung – und in
seinem Aufgabengebiet – nicht wohl. Wortwörtlich sagte er:
»Ich habe regelrecht Angst vor jedem Arbeitstag.« Da ihm die
Problematik bekannt war, hatte er eine Gesprächstherapie be-

gonnen, die ihn aber nicht wirklich weiterbrachte. Es schien mir, dass dieser so junge Mann bereits resigniert hatte, und als ich nachhakte, gab er zu, sich vom sozialen Leben sehr zurückgezogen zu haben, da auch dort seine Versagensangst auftrat: Ganz konkret war es so, dass auch seine Partnerin Probleme am Arbeitsplatz hatte und sich Unterstützung wünschte. Da er aber sehr stark mit sich selbst beschäftigt war, kam es also hier auch zu Spannungen. Meine These ist, und da bin ich sicherlich nicht alleine, dass Erschöpfungszustände nicht nur ein psychisches, sondern auch ein körperliches, sprich ein mitochondriales Problem sind. Deshalb habe ich mich für meinen klassischen Behandlungsweg entschieden.

Die Blutanalyse zeigte im Bereich der Leber-, Nieren- und Lymph-Mitochondrien eine Dysfunktion sowie einen massiven Vitamin-D$_3$-Mangel. Die Ergebnisse der Stuhlprobe zeigten ein starkes Leaky-Gut-Syndrom und eine Abwehrschwäche. Aufgrund dieser Ergebnisse habe ich einen Nahrungsmitteltest veranlasst, der die zu meidenden Lebensmittel aufzeigte: Es handelte sich hauptsächlich um glutenhaltige Nahrungsmittel, Kuhmilchprodukte und Eier. Anfangs fiel ihm diese Ernährungsumstellung sehr schwer. Zum Aufbau des Darms bekam der Patient Probiotika und zur ständigen Versorgung und Vitalstoffzufuhr zudem Nahrungsergänzungsmittel mit allen Vitaminen und Mineralstoffen. Um den Mitochondrien die zur Energieproduktion notwendigen Vitalstoffe schnellstens zuzuführen, wurden Infusionen gegeben und einige Male auch Sauerstoff intravenös. Um die psychische Anspannung etwas herunterzufahren, habe ich ihm homöopathische Mittel per Injektion gegeben.

Nach der 14. Behandlung fühlte sich der Patient sehr gut. Da seine Angststörungen verschwunden waren, suchte er schnell wieder Kontakt zu seinem sozialen Umfeld. Noch er-

freulicher war, dass er auch die Versagensängste im Beruf über-
wunden hatte. Er fand wieder positive Ziele und wirklich Freude am Leben. Ich habe die Therapie noch einige Male zur
Festigung durchgeführt.

Er nimmt seine Nahrungsergänzungsmittel weiter ein und
fühlt sich wohl. Er treibt wieder regelmäßig Sport, und das mit
Erfolg und Freude. Während seiner Erschöpfungsphase hat er
fast jedes Tennisspiel verloren, eine Situation, die ihn zusätzlich
stark belastet hat, denn jede neue sportliche Niederlage hatte
ihn weiter entmutigt und noch stärker an sich selbst zweifeln
lassen.

In unseren Gesprächen konnte er die Zusammenhänge erkennen, und wir haben gemeinsam Themen bearbeitet, die ihm
zu mehr Lebensfreude verhalfen.

Kinderwunsch: Patientin, 34 Jahre

Wir wissen heute, dass das Leaky-Gut-Syndrom bei Frauen sogar zu Störungen der Fruchtbarkeit führen kann. Im Grunde
liegt es auf der Hand: Ist die Aufnahme von Vitalstoffen gestört,
geraten die Mitochondrien in einen Zustand der Unterversorgung. Wie sollen sie dann die Leistung erbringen, eine weibliche
Eizelle mit 100 000 hoch mit Energie aufgeladenen Mitochondri-
en zu bestücken? Es kommt also zu einer mitochondrialen Ei-
zellenstörung – und damit sind die Empfängnis und die Entwicklung eines gesunden Kindes gefährdet ...

Die Patientin litt seit ihrer Kindheit stark an Neurodermitis,
hatte Magen-Darm-Beschwerden – und zudem hatten sich ihre
Hautprobleme seit der Pubertät noch verstärkt. Sie wünschte
sich sehnlichst ein Kind, wollte aber erst ihre gesundheitlichen
Probleme in Ordnung bringen.

Wie immer begann ich die Behandlung mit einer Blut- und
Stuhlprobe. Die Analyse zeigte eine Schwäche der Nieren-,

Leber- und Lymph-Mitochondrien. Auch die Allergiewerte waren erhöht.

Da sich auch, wie bereits von mir vermutet, ein Leaky-Gut-Syndrom offenbarte, wurde ein Nahrungsmitteltest erstellt, der Unverträglichkeiten auf viele Lebensmittel aufzeigte.

Ich gab zunächst zwölf Mal Infusionen mit Vitaminen und Aminosäuren. Parallel stellte die Patienten nach den Vorgaben des Nahrungsmitteltests die Ernährung um und hielt sich streng an die ihr empfohlenen Lebensmittel.

Die Magen-Darm-Probleme waren gänzlich verschwunden, die Hautprobleme verbessert.

Sechs Wochen nach Beendigung der Therapie wurde die Patientin schwanger.

Gesundheitliche Probleme und Burn-out: Patientin, 44 Jahre alt

Die Patientin suchte mich wegen ihrer Schulterprobleme auf. Doch schnell stellte sich im Gespräch heraus, dass sie bereits seit zwei Jahren an wiederkehrendem Herpes (Zoster) am Kopf litt und in schulmedizinischer Behandlung ist. Außerdem hatte sie einen diagnostizierten Burn-out – deswegen sogar verkürzte Arbeitszeiten – und war in psychologischer Behandlung.

Als ich ihr von meiner Arbeit erzählte, war sie sehr interessiert, und wir begannen wie üblich mit Blut- und Stuhlproben. Der Befund lautete: massive Funktionsschwäche der Mitochondrien in Niere, Leber und Lymphe. Dazu aktiver Herpes und massive Schwermetallbelastung.

Da zudem der Stuhl ein Leaky-Gut-Syndrom aufzeigte, veranlasste ich einen Nahrungsmitteltest. Der Test zeigte viele Überempfindlichkeiten. Die Patientin entschloss sich zur Ernährungsumstellung und dazu, alle Lebensmittel auszuschließen, die zur Schwäche der Darmflora geführt hatten. Mit die-

sem Schritt verbesserte sie ihre Abwehrsituation, da die Entzündungen reduziert wurden.

In diesem Akutfall verabreichte ich in zehn Sitzungen hoch dosierte Vitamin-C-Infusionen, Gluthation und Lysin (Aminosäure).

In dieser Zeit entschloss sich die Patientin Kortison, Schmerzmittel und Antidepressiva »ausschleichen« zu lassen. Um die Mitochondrien zu stärken, bekam sie Vitamininfusionen mit Aminosäuren. Für zu Hause verschrieb ich der Patientin Nahrungsergänzungsmittel, Vitamine, Aminosäuren und Probiotika, deren Einnahme sie gewissenhaft durchhielt.

Abgerundet wurde die Behandlung noch mit einer Schwermetallausleitung per Infusion: Schon nach zehn Behandlungsterminen fühlte sich meine Patientin wieder kraftvoller.

Nach viermonatiger Behandlung war ihr Zustand sehr gut – und das anhaltend! Die Mitochondrien waren wieder leistungsfähig und die Damflora deutlich verbessert. Seit zwei Jahren hat sich der Herpes Zoster nicht mehr bemerkbar gemacht.

Wir haben viel darüber gesprochen, warum es zu dieser Situation gekommen war, und haben gemeinsam versucht, neue Möglichkeiten der Stressbewältigung zu erarbeiten – was sehr gut gelang! Die Phantomschmerzen sind ganz und gar vergangen, und die berufstätige zweifache Mutter arbeitet heute wieder Vollzeit.

ANHANG

Nützliche Webseiten

www.druxeis-naturheilpraxis.de
www.taramax.de
www.env-it.de
www.fidgesundheitswissen.de
www.flexikon.doccheck.com
www.schadstoff-lexikon.de/begriffe_a.html

Register

Die Sprache der Krankheit verstehen, der eigenen Gesundheit vertrauen

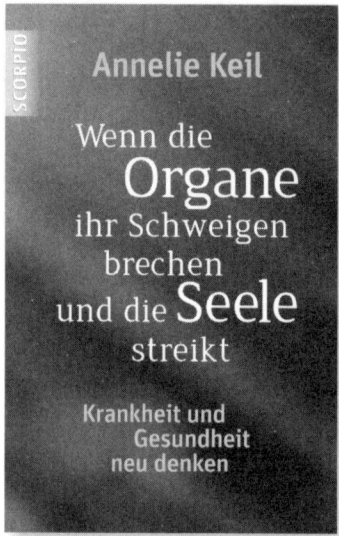

SCORPIO

Annelie Keil

Wenn die
Organe
ihr Schweigen
brechen
und die Seele
streikt

Krankheit und
Gesundheit
neu denken

Gebunden mit Schutzumschlag
272 Seiten
ISBN 978-3-943416-82-4

Die Liebe zum Leben erfordert nicht nur die Kunst, gesund zu sein, sondern mitten im Dschungel von Diagnosen und Befunden vor allem die Kraft, den Mut und die Geduld, krank zu sein. So kann es gelingen, im kritischen Dialog mit sich selbst und den Experten die subjektiv mögliche Gesundheit zu fördern und Krankheit und Krisen in die eigenen Hände zu nehmen.

www.scorpio-verlag.de